A Lógica *do* Destino

SOLANGE BERTÃO

A Lógica do Destino

UMA VISÃO DA CONSTELAÇÃO
FAMILIAR SISTÊMICA

© 2019 - Solange Bertão
Direitos em língua portuguesa para o Brasil:
Matrix Editora
www.matrixeditora.com.br

Diretor editorial
Paulo Tadeu

Textos e entrevistas
Naiara Magalhães

Capa, projeto gráfico e diagramação
Allan Martini Colombo

Revisão
Adriana Wrege
Silvia Parollo

CIP-BRASIL - CATALOGAÇÃO NA PUBLICAÇÃO
SINDICATO NACIONAL DOS EDITORES DE LIVROS, RJ

Bertão, Solange
    A lógica do destino / Solange Bertão. - 1. ed. - São Paulo: Matrix, 2019.
    128 p. ; 23 cm.

Inclui bibliografia
ISBN 978-85-8230-547-8

1. Psicologia evolutiva. 2. Hereditariedade - Aspectos psicológicos. I. Título.

19-56865
CDD: 155.7
CDU: 159.922.3

Vanessa Mafra Xavier Salgado - Bibliotecária - CRB-7/6644

SUMÁRIO

AGRADECIMENTOS 9

AOS ANCESTRAIS 11

INTRODUÇÃO 17

MEU ENCONTRO COM A CONSTELAÇÃO 21

O QUE É CONSTELAÇÃO 27

A ORIGEM DO MÉTODO 45

HISTÓRIAS DE VIDA 49

    BRIGA ENTRE VIZINHOS 51

    A DOENÇA QUE PROTEGE DA DOR 55

    PROBLEMAS NA EMPRESA FAMILIAR 59

    A FUNÇÃO DO CIÚME 65

    SUCESSO PROFISSIONAL 71

DISFUNÇÃO SEXUAL 75

FALTA DE CONEXÃO AFETIVA 79

PERDAS FINANCEIRAS 85

DEPRESSÃO PÓS-PARTO 89

CRIANÇA COM DIFICULDADE DE DORMIR 93

DEPRESSÃO E PARALISIA 99

ADOÇÃO E MATERNIDADE 103

ROMPIMENTO NA FAMÍLIA 107

DESAFIOS DA CONSTELAÇÃO 111

A VIDA VEM DE MUITO LONGE.... 117

MENTALIZAÇÃO 121

A BIBLIOGRAFIA DE BERT HELLINGER 125

Aos meus queridos pais, cujas vidas foram dedicadas aos filhos. Tudo valeu a pena. Muito obrigada!

Ao meu marido, Paulo Eduardo Mutti. Sem sua compreensão, apoio e, principalmente, seu bom humor em tempos difíceis nada disso teria sido possível.

Aos meus filhos, Patrícia e Ricardo, que compreenderam minha ausência. Perderam um pouco de mim para que outros pudessem ganhar. Tenho orgulho de vocês.

Aos meus irmãos, Sandra, Shirley e Roberto, pela parceria.

AGRADECIMENTOS

Meu agradecimento especial a Bert Hellinger, cujos ensinamentos foram um divisor de águas em minha vida. E a Sophie Hellinger, que me ensinou a confiar mais nas sensações corporais em uma *Constelação*.

A Mimansa Erika Farny, que trouxe a *Constelação Familiar* para o Brasil.

A Renato Shaan Bertate, com quem tive meu primeiro contato com a *Constelação*.

Aos meus professores alemães Jakob Schneider, Gunthard Weber, Sieglinde Schneider, entre outros, com os quais aprendi a ser consteladora.

Aos meus pacientes, pela confiança e aprendizado.

Aos meus amigos consteladores, que estiveram comigo nesta jornada.

À jornalista Naiara Magalhães, pelo comprometimento e profissionalismo.

AOS ANCESTRAIS

De geração em geração, repetimos padrões, reeditamos histórias e revivemos sentimentos. Fazemos isso inconscientemente, por lealdade e gratidão aos nossos ancestrais – afinal, recebemos deles a maior herança que uma pessoa pode ter: *a vida*.

Constelação.
Do alemão *Familienaufstellung*,
que quer dizer "recolocação"
ou "organização familiar".

"A família dá a vida ao indivíduo. Dela provêm todas as suas possibilidades e limitações."

Bert Hellinger

INTRODUÇÃO

Desde que me tornei uma facilitadora de *Constelação*, em 2003, esse trabalho tem me mostrado, diariamente, como as questões mais difíceis enfrentadas por qualquer ser humano têm origem ancestral. Esteja certo: aquilo que mais o incomoda, sem que você consiga encontrar uma solução, já foi vivido, no passado, pelas pessoas que fazem parte da sua origem. De geração em geração, repetimos padrões, reeditamos histórias e revivemos sentimentos. Fazemos isso inconscientemente, por lealdade e gratidão aos nossos ancestrais – afinal, recebemos deles a maior herança que uma pessoa pode ter: *a vida*.

Nos mais de mil atendimentos que já prestei como consteladora, vi desde bebês com meses de vida a pessoas com mais de 80 anos de idade reviverem situações de adoecimento, abuso, brigas, separações e muitas outras dores. Mesmo sem se dar conta, todos eles se colocavam no lugar de personagens de sua história, buscando "fazer justiça" àqueles que não tiveram seus esforços reconhecidos, foram excluídos da família, humilhados, rejeitados e esquecidos.

Observando a repetição desses padrões familiares, vejo o destino vivido por cada pessoa se desenhar de forma muito lógica. Como num mapa, fica claro que caminhos a conduziram até aquele ponto. Somente reconhecendo essa trajetória é possível ficar em paz com o passado e traçar o futuro com mais liberdade. Tomar os ancestrais com toda a sua força e seguir adiante.

Este livro nasceu do desejo de que as pessoas entendam a lógica da *Constelação*. A *Constelação* traz uma compreensão profunda de que não há escolhas erradas na vida. Há escolhas possíveis, dentro de uma história que começou muito antes de nós. Cada opção que fazemos nos liga à nossa origem. Por isso, de nada adianta ter raiva de si mesmo por causa de decisões que tomou. Também não faz sentido sentir pena do sofrimento alheio, nem condenar aqueles que julgamos maus, injustos e até cruéis. Só nos cabe ter respeito pela trajetória de cada um, entendendo que ninguém está sozinho em suas escolhas.

Às vezes é difícil compreender ideias como essas, ao mesmo tempo tão simples e tão complexas. Por isso, imaginei que o melhor, neste livro, seria demonstrá-las por meio de histórias reais. A maior parte dos capítulos traz relatos de pessoas que buscaram a *Constelação* em função de uma grande dificuldade que estavam vivendo e, a partir daí, tiveram mudanças de perspectiva e transformações concretas em suas vidas. São histórias como a de Mariana, que descobriu, na origem de seus conflitos amorosos, um desejo ancestral de liberdade que a ligava a seu avô. Ou de Michel, que, a partir do reconhecimento de sua origem judaica, ganhou assertividade para progredir na carreira. E também de Andrea, que identificou, por meio de um problema de saúde, a repetição de um padrão de rejeição à maternidade comum às mulheres de sua família.

Nessa missão eu tive ajuda da jornalista Naiara Magalhães, coautora de dois livros na área da saúde: *Não é coisa da sua cabeça* e *Histórias da AIDS*. Ao longo de um ano, Naiara entrevistou dezenas de pessoas atendidas por mim e transpôs os depoimentos para estas páginas. Agradeço a cada um desses pacientes que, generosamente, compartilharam informações tão íntimas e preciosas. Algumas histórias tiveram que ficar de fora, por questões editoriais, mas alimentaram igualmente este trabalho.

Naiara também participou de quase uma centena de *Constelações* mediadas por mim ao longo desse período, atuando como representante na história de outras pessoas. Em duas ocasiões, constelou suas próprias questões. Experimentando a *Constelação* na prática, pôde entender melhor o funcionamento desse método, o que contribuiu para traduzi-lo em palavras, nesta obra. Além disso, ela me entrevistou várias vezes para que eu pudesse contar minha experiência pessoal com a *Constelação*, desde o primeiro contato com esse trabalho, há quase vinte anos, que não só mudou o rumo da minha carreira, mas também se tornou minha filosofia de vida. Faço esse trabalho com a minha alma e com a mesma dedicação que tinha minha bisavó, parteira, que trouxe muitas vidas à luz.

Pensando nas pessoas que nunca tiveram contato com a *Constelação*, dedicamos um capítulo do livro a explicar, de maneira simples, o que é a *Constelação*, como funciona na prática e quais são as bases desse trabalho, desenvolvido a partir dos anos 1980 pelo alemão Bert Hellinger. À história de Hellinger – e de como ele desenvolveu essa abordagem terapêutica – dedicamos o capítulo *A origem do método*.

Sentirei que minha missão foi cumprida com este livro se, ao final da leitura, as pessoas tiverem conseguido ampliar, ao menos um pouco, sua compreensão sobre a natureza humana. Como diz Bert Hellinger: "Todos os homens são iguais na fome, na sede e na necessidade de ter contato". Não existe ninguém melhor do que ninguém, todos viemos de um pai e uma mãe e toda família tem segredos.

Espero que as histórias narradas aqui também ajudem você, leitor, a confiar na lógica de sua própria vida. Tudo o que lhe aconteceu até agora foi certo – dentro do seu sistema familiar, tudo se encaixa. Por isso, agradeça ao que você tem para usufruir com plenitude aquilo que recebeu e, assim, ter a possibilidade de abrir espaço para o que você mais deseja.

"Dos vínculos que temos não nos livramos."

Bert Hellinger

MEU ENCONTRO COM A CONSTELAÇÃO

O ano era 2001. Marcos, um amigo muito próximo, comentou comigo que iria participar de um trabalho terapêutico de origem alemã, chamado *Constelação Familiar*, que era novidade no Brasil. Perguntou se eu gostaria de ir junto. Naquela época, eu já era especialista em Psicologia Clínica, trabalhando em consultório havia 17 anos com análise bioenergética, uma linha psicoterapêutica que possibilita a expressão e a liberação das emoções (traumas) por meio de exercícios corporais. É uma técnica maravilhosa – eu percebia que meu trabalho ajudava muito os meus pacientes, mas estava em busca de outro recurso que pudesse agregar ao atendimento, pois percebia que, em algumas questões relacionadas à família, os problemas se repetiam sistematicamente. Pelo pouco que Marcos havia me explicado sobre *Constelação* e seu envolvimento com as origens familiares, imaginei que poderia ser interessante conhecer essa abordagem. Aceitei o convite para acompanhá-lo.

Cheguei um pouco atrasada ao local do encontro, marcado para um sábado de manhã. Ao entrar em uma sala grande, onde estavam todos, percebi que o trabalho já havia começado. Vi Marcos e outras 30 pessoas, aproximadamente, sentadas em cadeiras dispostas em círculo, observando o que se passava no centro. Tomei um assento e passei também a observar.

Havia quatro pessoas em pé. Uma delas chorava e outra lhe dizia frases determinadas pelo profissional que estava fazendo a mediação, o psiquiatra

Renato Shaan Bertate. Para minha surpresa, alguns instantes depois o mediador me convidou a participar, para representar uma ex-namorada de um dos envolvidos na história. Lembro-me de ter pensado: "Xi... Perdi toda a explicação inicial, não sei o que fazer... Vou estragar o trabalho".

Mas confiei no profissional. Em pé, frente a frente com um desconhecido, comecei a sentir, de súbito, um amor de fazer o rosto queimar. Notei que o rosto do rapaz ficou vermelho, como devia estar também o meu. O mediador orientou-o a repetir algumas frases para mim. Ele começou dizendo:

– Sinto muito, eu errei com você.

Ao ouvir isso, o amor que eu estava sentindo se converteu em raiva. O homem que estava à minha frente continuou seguindo a fala orientada pelo mediador:

– Mas você será sempre a primeira.

Eu, então, comecei a chorar.

Não entendia o que estava acontecendo comigo. Aqueles sentimentos não eram meus – como eu poderia sentir amor, raiva ou ressentimento por alguém que nem conhecia? Ao mesmo tempo, era eu que estava ali presente, vivenciando todas aquelas emoções e sensações. Depois, tudo passou e eu voltei à minha cadeira.

Sentir tudo aquilo foi muito intrigante para mim. Foi diferente de qualquer coisa que eu já havia vivido. Ao mesmo tempo, não me pareceu algo de outro mundo, místico ou esotérico. Pela minha experiência com a análise bioenergética, eu tinha plena consciência de que não só a mente, mas também o corpo guarda nossas memórias e nossos traumas. Confiei que o que havia sentido eram emoções reais.

Ao longo do dia, ocorreram outras representações como aquela. Fui entendendo que cada uma delas era uma *Constelação* e se referia à história de uma pessoa ali presente, que havia ido buscar explicações para algo que a impedia de ter uma vida em paz.

Já mais no fim da tarde, foi a vez de meu amigo constelar sua dificuldade. Daqui em diante, Marcos conta sua própria história.

＊＊＊

Eu estava todo entusiasmado para fazer minha primeira Constelação. Ao longo do dia, propus dois temas, mas o mediador do trabalho me disse que eles não tinham força suficiente para serem submetidos. Pediu que eu aguardasse. Na terceira vez, coloquei a seguinte questão:

– Eu sou o terceiro filho. Tenho dois irmãos biológicos que vieram antes de mim e um adotivo, que veio depois. A minha ligação afetiva é maior com o meu irmão adotivo do que com os outros dois. Às vezes, tenho a sensação de nem pertencer a essa família.

Fui, então, chamado para iniciar minha Constelação, em que foram colocados representantes homens para mim e meu pai e uma representante para minha mãe.

Logo de início, o homem que me representava disse para o representante de meu pai:

– Eu não reconheço você como meu pai.

O mediador procurou checar várias vezes se a sensação do representante era realmente essa. Perguntou de outras formas. Ele confirmou. Logo em seguida, a Constelação foi encerrada.

Foi simples, rápido e muito impactante – para mim e para o grupo. Embora o mediador não tivesse dito com todas as letras "o seu pai não é seu pai", pareceu muito nítido para quem estava ali.

Eu chorava loucamente. A Constelação bateu forte em mim. Ao mesmo tempo, achei aquilo um absurdo, duvidei.

Fui para casa muito mexido e fiquei "deprê" por alguns dias, achando que não tinha muito o que fazer. Até que lembrei que existia teste de DNA.

Assim que pude, fui visitar meus pais, que moravam a 600 quilômetros de distância. Disse que ia fazer um exame de sangue e precisava que eles fizessem também, que era algo importante para mim. Eles, muito simples, nem sei se entenderam bem o que era DNA. Mas toparam.

Fomos ao laboratório de melhor reputação em São Paulo para não dar margem a dúvidas. O resultado saiu em algumas semanas.

O teste confirmava que eu era filho biológico da minha mãe, mas não do meu pai. Eu estava com 50 anos de idade quando recebi essa informação.

Levei o resultado para o profissional que havia mediado a minha Constelação e falei:

– Se você precisa de dados para ter segurança de continuar o seu trabalho, aqui está.

Àquela altura, minha mãe já havia me ligado duas ou três vezes perguntando sobre o resultado dos exames. Eu dizia que não tinha saído ainda. Queria dar a notícia pessoalmente.

Quando consegui visitá-la e contei, ela fez um grande desabafo. Parece que foi um alívio para ela, que carregou esse segredo sozinha por tanto tempo. Minha mãe me falou que, já no primeiro mês de casamento, deu-se conta de que não amava o marido. Naquele tempo, as mulheres não tinham a oportunidade de experimentar o sexo antes de se casar. Depois de muitos anos de matrimônio, ela quis viver um grande amor, com paixão e tudo o mais. Aconteceu e eu nasci.

Minha mãe pediu que eu não contasse nada ao meu pai afetivo. Como ele não demonstrou interesse pela história, não contei. E seria desnecessário. Ela e eu éramos as pessoas mais envolvidas.

Questionei sobre meu pai biológico e minha mãe disse que ele já havia morrido. Em outra visita, insisti na pergunta e ela acabou contando que ele morava numa cidade vizinha.

O impulso de querer conhecê-lo foi inevitável. Como ele era conhecido da família, inventei um pretexto para ir visitá-lo e marcamos um café da manhã.

Chamei uma prima para me acompanhar e fui até a casa dele dirigindo meu carro. Quando estacionei, a buzina disparou do nada, sem me dar nenhuma chance de voltar atrás. A família inteira saiu para ver o que estava acontecendo. Eu abri o capô e aquele senhor puxou alguns fios, fazendo cessar o barulho.

Em seguida, entramos, conversamos, comemos e tiramos fotos. Fomos muito bem recebidos. Não toquei no assunto – achei que iria causar um transtorno muito grande.

Na hora de ir embora, o carro não queria dar partida. De novo, precisei de ajuda – todos empurraram até que o veículo pegasse no tranco. Eu e minha prima saímos de lá boquiabertos.

Naquela época, esses acontecimentos foram muito estranhos para mim. Mas o fato é que essa revelação fez muito sentido... Foi como uma peça que se encaixou. Quanto mais eu ia na direção dessa história, mais força eu sentia dentro de mim.

Foram dez anos assentando esse segredo revelado. Precisei ressignificar muitas coisas – questões profundas e até coisas simples, como quando um médico me perguntou sobre o histórico de doenças na família do meu pai, num checkup de rotina, e eu fiquei sem saber o que responder. A cada *situação que aparecia, eu pensava: "Eu não sei..." E assim era com muitas questões que eu me fazia.*

Por um tempo, distanciei-me da minha família. Não sabia mais como olhar para eles. Aos poucos, fui voltando. Partilhei minha história com meu irmão adotivo e com um dos meus irmãos biológicos. Para o outro, mais passional, não contei. Achei que ele poderia julgar minha mãe.

Ao fim de tudo, entendi a intimidade que eu sempre tive com o meu irmão adotivo – afinal, eu também era "meio adotivo". E uma certa tristeza que eu senti durante boa parte da vida simplesmente sumiu depois da conversa que eu tive com a minha mãe. Hoje eu me sinto apropriado de mim, da minha história e do meu lugar. Foi libertador.

* * * *

Estar presente na *Constelação* de Marcos e acompanhar todo o desdobramento de sua história me deu a convicção de que a *Constelação* seria muito mais do que um recurso extra para utilizar com meus pacientes, como eu supunha a princípio. Eu soube, a partir dali, que a *Constelação* seria um divisor de águas.

Logo em seguida, iniciei minha formação. Aprendi com terapeutas que trabalhavam ao lado do criador dessa técnica, o alemão Bert Hellinger. Desde então, venho atuando como consteladora familiar, além de psicóloga. Todos os dias, tenho comprovação da eficácia dessa abordagem, que, para mim, tornou-se uma filosofia de vida.

"Existe uma consciência de grupo que influencia todos os membros do sistema familiar."

Bert Hellinger

O QUE É CONSTELAÇÃO

A *Constelação* se baseia no entendimento de que herdamos dos nossos antepassados não só características físicas e traços de personalidade, mas também sentimentos e emoções, numa espécie de DNA emocional. Essa herança influencia a maneira como nos comportamos e nos sentimos ao longo da vida.

Trago como exemplo dessa herança emocional um caso que atendi em meu consultório. Rodolfo, um homem baixo e robusto, de rosto tenso e olhar intimidador, tinha uma agressividade tão grande dentro de si que, em determinado momento da vida, passou a ter a convicção de que iria matar alguém. Não entendia por que se sentia assim, nem conseguia mudar seu jeito de ser. Procurou ajuda na *Constelação* e descobriu-se, então, profundamente ligado ao avô materno – um matador profissional.

Rodolfo nem chegou a conhecer esse avô, de nome Serafim, mas o fato é que ele teve papel fundamental em sua vida. A mãe de Rodolfo, Efigênia, fugiu de sua cidade natal, em Pernambuco, ainda adolescente, por causa de problemas que tinha com o pai. Mudou-se para São Paulo, onde encontrou um companheiro e, com ele, teve seu filho Rodolfo. Ou seja, se não fosse por essa mudança que Serafim provocou na vida de Efigênia, Rodolfo provavelmente não teria nascido. Rodolfo deve a própria vida a seu avô, um assassino. E, inconscientemente, por fidelidade e gratidão, tornou-se parecido com ele em sua agressividade.

Dizemos, na verdade, que a *alma* se torna fiel àqueles que estão ligados à origem da nossa existência. *Alma*, aqui, é entendida como um espaço de subjetividades, que "distingue-se da mente e do corpo, mas está à vontade entre ambos"[1]. É a parte de nós capaz de experimentar sentimentos, como esperança, solidão e lealdade. Vive a saudade e o desejo, por exemplo, não só como pensamentos, mas também como sensações de carne e osso, como dor e ardência – diferentes, no entanto, de sensações puramente físicas, como as de quem sofre uma queimadura ou um corte.

Essa **fidelidade** de alma faz com que nos coloquemos no lugar de nossos antepassados e levemos a vida como eles, repetindo suas dores, perdas e sofrimentos. Ou, então, agimos justamente como eles não puderam. Fazemos isso por amor inconsciente a essas pessoas, sem as quais não existiríamos.

Rodolfo, por exemplo, ao sentir a mesma agressividade do avô, trazia a memória dele para junto de si e da família e tentava reparar o fato de ele ter sido recriminado e excluído pela própria filha. Em um nível profundo, Rodolfo sabia que era real a possibilidade de ele vir a matar uma pessoa, assim como o avô fez – mesmo que acidentalmente, ao atropelar alguém na rua, por exemplo. Era importante que sua fidelidade a esse antepassado fosse reconhecida, respeitada e liberada na *Constelação*.

As dificuldades que estão relacionadas à herança emocional da família podem surgir em qualquer área – não só nos relacionamentos familiares, mas também no trabalho, na saúde, nos estudos, nas finanças, na vida amorosa, na sexualidade, na sensação interna de bem-estar e na vida social.

Em alguns casos, as histórias revividas se referem a questões dramáticas que marcaram a família, como mortes precoces no parto ou na infância, suicídios, traumas de guerra, abortos espontâneos ou provocados e rompimentos por questões financeiras. Em outros casos, problemas comuns, como dificuldade de se firmar na carreira ou de se manter em um relacionamento amoroso, e até questões aparentemente banais, como uma alergia que não se cura com nenhum tratamento, podem surgir para evocar sentimentos de vergonha, impotência ou insegurança, por exemplo, que marcaram a vida de algum antepassado, em outro contexto.

---

1 HELLINGER, Bert; WEBER, Gunthard; BEAUMONT, Hunter. *A simetria oculta do amor*. Cultrix, 1998, pág. 17.

Em cada dificuldade que temos e que não conseguimos solucionar, estamos ligados a uma pessoa do nosso passado familiar. Por exemplo, numa timidez extrema, que impede a vida profissional de progredir, um indivíduo pode estar vinculado a uma de suas avós, enquanto no sofrimento exagerado para tomar decisões ele pode estar conectado a um bisavô.

Dois integrantes da mesma família podem estar sob a influência de diferentes ancestrais. Ou, ainda que tenham vínculos inconscientes com o mesmo familiar, podem manifestar essa ligação de forma diversa. Enquanto um repete seu comportamento, o outro age de maneira oposta, fazendo o que ele não pôde – um é obsessivamente organizado, e o outro problematicamente bagunceiro, por exemplo.

Para que serve a *Constelação*?

O objetivo da *Constelação* é justamente nos fazer entender a origem das nossas dificuldades. Essa origem fica clara quando compreendemos, durante a *Constelação*, a quem estamos inconscientemente ligados na história da nossa família. Isso inclui tanto as pessoas com quem temos laços de sangue quanto familiares adotivos e até indivíduos com quem nossos antepassados tiveram vínculos significativos, como ex-namorados, desafetos e agressores – pessoas que foram prejudicadas ou que prejudicaram alguém.

Somos parte de um sistema

O entendimento de que nossos problemas pessoais têm origem na história da nossa família – mesmo sem termos vivenciado diretamente os fatos pregressos e, muitas vezes, sem nem ter conhecimento deles – traz subentendida a ideia de que somos parte de um sistema: o sistema familiar. Por causa disso, a *Constelação* é também conhecida como *Constelação Sistêmica*.

Um sistema pode ser entendido como um conjunto de elementos interligados, que interagem entre si em função de um interesse comum ou de forças que o permeiam. A sociedade é um sistema (sistema social), assim como a economia (sistema econômico), o conjunto de órgãos do nosso corpo que colaboram para a mesma função (sistema respiratório, sistema digestivo, sistema musculoesquelético) e o Sol, junto com os planetas, asteroides e todos os demais corpos celestes que o circundam (sistema solar).

Em qualquer sistema, as transformações ocorridas em uma parte influenciam as outras. Um exemplo bastante simples: se torço o pé direito e fico com dificuldade para apoiá-lo no chão, a tendência é que sobrecarregue o lado esquerdo do corpo na hora de caminhar, o que pode acabar desencadeando outras lesões.

As influências sistêmicas, no entanto, nem sempre se dão assim, de forma tão simples e visível. No caso dos sistemas familiares, especificamente, estamos falando de influências que atravessam gerações, sem nos darmos conta. Mas, afinal, como isso acontece?

O "campo"

Há algumas hipóteses a esse respeito. Uma das mais difundidas é a teoria proposta pelo biólogo Rupert Sheldrake, doutor pela Universidade de Cambridge, no Reino Unido. Segundo Sheldrake, existem certos *campos de informação* ou *campos de memória* que orientam a forma como os membros de um sistema se comportam. São os chamados *campos mórficos*.

A atuação desses *campos mórficos* pode ser entendida numa analogia com os *campo*s magnéticos da física. Quando colocamos uma folha de papel sobre um ímã e espalhamos pó de ferro em cima dela, os fragmentos de metal se agrupam em linhas geometricamente precisas. Isso acontece pela influência que o *campo* magnético do ímã exerce na região à sua volta. Não percebemos o *campo* magnético diretamente, mas somos capazes de detectar sua presença por meio do efeito que ele produz.

Algo semelhante ocorre com o *campo mórfico*. Por meio de informações transmitidas de forma "invisível", ou inconsciente, ele influencia o comportamento dos membros de um sistema, mesmo que eles estejam separados por décadas ou por oceanos de distância. Cada integrante não só é influenciado por essa memória compartilhada, mas também a influencia ao contribuir com novas informações.

O processo responsável por esse compartilhamento de informações de forma não convencional, através do tempo e do espaço, chama-se *ressonância mórfica*. Ela ajuda a orientar o comportamento de grupos de pessoas – como uma família – e também de animais, átomos, moléculas, cristais e qualquer outro tipo de sistema.

Por exemplo, quando uma nova substância química é sintetizada em laboratório, não se sabe a forma exata que ela irá assumir. No entanto, a partir do momento em que ela se estrutura de determinada maneira, um novo *campo mórfico* passa a existir e, nas próximas vezes que essa substância for sintetizada em qualquer parte do mundo, é provável que, espontaneamente, ela se estruture seguindo o mesmo padrão, por causa do fenômeno da *ressonância*. Segundo a hipótese de Sheldrake, isso ocorreria mesmo sem transporte físico de substâncias de um laboratório a outro. "(...) Os campos mórficos são herdados não materialmente", explica o biólogo em seu livro O renascimento da natureza – o reflorescimento da ciência e de Deus

As ideias do *campo* e da *ressonância* – que podem ser conhecidas apenas em linhas gerais aqui – são experimentadas de forma muito concreta na prática da *Constelação*. Quando a *Constelação* é realizada, o *campo familiar* se torna perceptível, por meio da manifestação de sentimentos dos antepassados em pessoas que atuam como seus representantes, sem nada conhecer de sua história. Assim, é possível identificar **padrões de comportamento** repetidos, ao longo das gerações, e verificar a quem estamos ligados numa determinada questão. Entendemos, então, como os indivíduos do passado influenciam os indivíduos do presente. Com essa nova consciência, as histórias das gerações anteriores não precisam mais ser reeditadas.

Na prática

A *Constelação* pode ser feita de forma individual ou em grupo.

A forma mais convencional é em grupo. Não há limite de participantes nessa dinâmica, mas, em geral, reúnem-se algo entre 5 e 30 pessoas, sob a mediação de um profissional com formação em *Constelação Sistêmica*, denominado *constelador* ou *facilitador*.

Há duas maneiras de participar de uma *Constelação* em grupo:

1) Expor um problema pessoal para conhecer a origem familiar de sua dificuldade – nesse caso, diz-se que a pessoa irá *constelar* uma questão.

2) Estar disponível para *representar* pessoas que fazem parte da história daquele que irá constelar – são os *representantes*.

Os representantes, em geral, não conhecem a pessoa que irão constelar. Também não sabem, a princípio, quem irão representar. Sabem apenas que estão disponíveis para ocupar o lugar de um elemento importante na questão constelada: um pai, uma ex-namorada, um sentimento, um órgão do corpo ou um país, por exemplo.

Não é necessária nenhuma habilidade especial para participar das representações. Quando chamado para representar alguém, o participante deve apenas ocupar o lugar que lhe foi solicitado e observar o que sente.

Durante a *Constelação*, torna-se presente o *campo familiar* da pessoa que está constelando. Os representantes entram em contato com esse *campo* e se deixam tocar por ele. Por isso, ao longo do trabalho, vêm à tona emoções, sensações físicas e atitudes que dizem respeito aos envolvidos na história representada – raiva, vergonha, carinho, compaixão, força, fraqueza, dores, palpitações, choro, vontade de abraçar, de rir, de se aproximar ou de se afastar, entre tantas outras.

Essas sensações são vivenciadas de forma espontânea e repentina, de maneira que fica claro que não são sentimentos próprios, e sim daqueles que estão sendo representados. Surpreendentemente, muitas vezes os representantes assumem não só a personalidade das pessoas que estão representando durante a *Constelação*, mas também seus gestos usuais e sua postura física. Estão sendo informados pelo *campo*, por meio da *ressonância*.

A sessão de *Constelação* se inicia com a **apresentação da dificuldade** que será constelada. Aquele que irá constelar diz que questão o está incomodando, diante do facilitador e dos demais presentes. Pode ser um problema financeiro crônico, dificuldade de se fixar em um relacionamento amoroso ou um bloqueio na relação com o filho, por exemplo. Não é necessário dar muitos detalhes, a princípio. O ideal é que a pessoa resuma sua dificuldade em apenas uma frase. O constelador pode fazer algumas perguntas complementares, se achar que a questão não está clara.

Uma vez colocado o tema da *Constelação*, o constelador orienta a pessoa que está constelando a escolher um representante para si e outro para a dificuldade que será trabalhada – por exemplo, depressão. Os representantes escolhidos, então, colocam-se em pé, no centro da sala.

Sem dar nenhuma instrução a eles, o constelador observa **o que os representantes expressam fisicamente** – encaram-se ou desviam o olhar, afastam-se ou se aproximam, por exemplo. Ele também pergunta **como se sentem** em relação a si mesmos e aos outros – mais fortes, maiores ou menores, com raiva, medo ou amor.

A partir dessa observação, o constelador escolhe representantes para os pais daquele que está constelando – quando entram no *campo*, eles ajudam a mostrar se os comportamentos e sentimentos expressos até então mudam sob influência da ancestralidade. Aos poucos, conforme os representantes vão expressando novas emoções e comportamentos, o constelador inclui outros representantes para as pessoas que se mostram envolvidas na história.

O constelador deve agir guiado por uma atitude chamada fenomenológica, fazendo a leitura do que acontece naquele momento – ou seja, observa as informações trazidas pelo *campo*, sem tecer interpretações conforme um sistema preestabelecido; atua sem preconcepções, julgamentos ou intenções prévias; sem medo do que será revelado; sem sentimentos de pena, amor ou raiva pela pessoa que está constelando; ou sem sequer intenção de resolver o problema por ela.

O constelador também não dirige as sensações manifestadas pelos representantes. Apenas observa o que acontece e, com base no que é expresso, faz perguntas aos representantes e à pessoa que está constelando. Assim, o constelador vai identificando **padrões que se repetem entre as gerações** e consegue verificar a ligação – ou *emaranhamento*, como se costuma dizer – existente entre aquele que está constelando e um dos integrantes de sua história. Com base nessas ligações, pede que os representantes digam certas frases uns aos outros ou façam alguns gestos de agradecimento e reverência.

Essa é a maneira tradicional de realizar uma *Constelação*, tal qual foi inicialmente ensinada por Bert Hellinger. Hoje, há outras maneiras de fazer esse trabalho – inclusive sem que haja falas entre os representantes. No entanto, optamos por explicar aqui essa metodologia, pois acreditamos que ela torna mais nítida a origem das dificuldades que as pessoas trazem.

Na maioria dos casos, o trabalho termina quando os representantes e a pessoa que constelou têm uma sensação de alívio, como se algo tivesse se soltado. Diz-se, então, que ocorreu uma *liberação no campo* – ou seja, um ou mais *emaranhados* foram desfeitos. A partir dos movimentos sistêmicos feitos com os representantes durante a *Constelação*, abre-se a possibilidade de que ocorram movimentos reais dentro da família. E, assim, quem está envolvido na situação colocada é beneficiado – esteja ou não presente na *Constelação*. "Forças profundamente entranhadas no sistema familiar podem ser redirecionadas para a cura, quando membros desse sistema são reconhecidos, respeitados e recolocados no seu devido lugar"[2].

Às vezes há repercussões imediatas – como no caso de uma moça que constelou seu problema de relacionamento com a mãe, com quem não falava havia quatro meses, e, ao fim da *Constelação*, tinha várias chamadas dela em seu celular. Rodolfo, aquele moço agressivo que sentia que iria matar alguém a qualquer momento, foi surpreendido pela filha de 10 anos duas semanas depois de ter constelado. Enquanto buscava uma vaga para estacionar o carro, a menina lhe perguntou: "Pai, o que aconteceu com você? Você não está achando lugar para estacionar e não está dando soco no volante?!". Só então Rodolfo percebeu que, já havia alguns dias, não estava mais sentindo toda aquela raiva que anteriormente tomava conta dos seus sentidos.

Os efeitos também podem levar mais tempo para aparecer – Joana, uma senhora que sofria com o afastamento inexplicado do filho, Carlos, havia cerca de cinco anos, passou a receber ligações espontâneas dele três meses depois de ter constelado seu drama familiar. A aproximação, a partir daí, foi se dando aos poucos, até que um ano depois Carlos retomou o convívio íntimo com a família (mais detalhes no capítulo *Rompimento na família*).

Para além da liberação que ocorre no *campo*, capaz de provocar mudanças, a *Constelação* permite que as pessoas olhem suas vidas por outra perspectiva. Elas observam seus próprios dramas expostos diante de si, por meio de representantes, e, com a ajuda do facilitador, identificam

---

2 HELLINGER, Bert; WEBER, Gunthard; BEAUMONT, Hunter. *A simetria oculta do amor.* Cultrix, 1998, pág. 7.

os padrões familiares que estão na origem de seus problemas. Dessa forma, **reconhecem a lógica de seu destino**. Essa tomada de consciência se dá não só via intelecto, mas também em um nível mais profundo. A partir daí, as pessoas ganham possibilidades de agir de forma diferente e de dar um novo rumo para sua própria realidade. Afinal, não existe fantasma ao meio-dia. Quando trazemos nossas dificuldades para a luz, elas perdem a força. Se conhecemos o tamanho das nossas emoções mais temidas e entendemos a sua origem, elas tendem a se acalmar.

Que fique claro: a *Constelação* não se propõe a mudar destinos ou a resolver problemas em um passe de mágica. O objetivo é, por meio da compreensão profunda da situação constelada, ficar em paz com a própria realidade. Em alguns casos, a dificuldade se dilui após a vivência da *Constelação*. Em outras situações, o problema pode piorar, como uma drenagem similar à da homeopatia, para depois se resolver. Ou também pode ser que a dificuldade permaneça a mesma, mas a visão sobre ela muda, com menos desgaste emocional.

Aqueles que participam da *Constelação* como representantes também podem se beneficiar ao se identificarem com a questão que foi exposta.

No caso da *Constelação* feita em sessão individual, participam apenas o facilitador e a pessoa que irá constelar. A representação dos membros da família e demais envolvidos na história é feita por meio de pequenos bonecos. É como se a pessoa pudesse ver um mapa da sua história familiar. Embora a experiência seja diferente da *Constelação* em grupo, os efeitos são os mesmos.

As leis do amor

O criador do método de *Constelação* tal qual é conhecido hoje, o alemão Bert Hellinger, percebeu, empiricamente, que os relacionamentos humanos são regidos espontaneamente por três "leis".

1. Direito ao pertencimento: todas as pessoas que, de alguma maneira, contribuíram para que nós existíssemos fazem parte da nossa história.

E elas precisam ser reconhecidas como tal. Isso inclui *todos* os nossos antepassados diretos – pais, avós, bisavós etc. Não só aqueles com os quais temos mais afinidade, mas também os que criticamos – incluindo, por exemplo, aquela avó considerada tão passiva, por ter tido mais de dez filhos, numa vida de privações. Afinal, se não tivesse sido tão submissa ao marido, não teria tido sua mãe, uma das filhas caçulas, e, por consequência, não teria lhe dado a vida.

Também fazem parte do sistema familiar – e precisam de reconhecimento – aqueles que a família preferiu apagar da memória, porque foram muito inconvenientes, criaram dificuldades ou agiram de maneira injusta, cruel e até criminosa. Exemplo: um pai alcoólatra que causou prejuízos à família, uma mãe depressiva que não conseguiu prover os cuidados de que os filhos necessitavam, um avô que matou um desafeto numa briga e foi preso, ou um tio que abusou dos sobrinhos.

Não se trata de defender as atitudes dessas pessoas. Qualquer criança precisa ser afastada de um adulto negligente ou abusador – mesmo que seja seu pai ou sua mãe; qualquer um que mate uma pessoa precisa responder judicialmente pelo seu ato; e nenhuma mulher pode ser obrigada a continuar com um marido alcoólatra que a agrida. Mas é importante que a **memória** sobre essas pessoas não seja apagada e se reconheça que muitos fatores contribuíram para que esses indivíduos tomassem tais atitudes. Não nos cabe, portanto, humilhá-los ou renegá-los.

Os **segredos de família**, além de terem o efeito de excluir pessoas que fazem parte do sistema, causando emaranhamentos, impedem que as gerações seguintes tomem consciência de seus padrões familiares e tenham mais chances de agir de maneira diferente. Portanto, quando um pai escolhe esconder do filho o fato de que seu avô foi alcoólatra ou de que sua avó se suicidou, não o está protegendo de ter o mesmo destino, ao contrário do que pode supor.

Além dos ascendentes diretos, também precisam ser reconhecidas outras pessoas que foram importantes para que a trajetória da família se desenrolasse exatamente como se desenrolou, de maneira que nossos pais pudessem ficar juntos e dar origem à nossa vida. Uma ex-namorada de seu pai, com a qual ele rompeu para ficar com sua mãe, por exemplo, ou um filho que seu bisavô teve fora do casamento e manteve em segredo, com medo de ter que se separar de sua bisavó, precisam ter sua importância reconhecida.

Os **excluídos** são todos aqueles "a quem se negou o respeito ou o seu direito de pertinência ou uma posição de igualdade com relação aos outros membros da família"[3]. Quando uma pessoa é excluída do sistema, um familiar de uma geração futura tenta trazer sua memória de volta, reeditando sua história – mesmo que não tenha conhecimento disso. Um filho que não reconhece o pai abusador como sua figura paterna, por exemplo, pode repetir seu histórico de abusos ou, ao contrário, desenvolver uma impotência sexual que o protegerá de repetir o destino de seu ancestral. Ou, ainda, pode reeditar a história de abusos em outra área da vida que não a sexual – tornar-se, por exemplo, uma pessoa invasiva, que não respeita o limite do outro.

Uma criança que morreu em um aborto, seja de maneira espontânea ou provocada, também precisa ter lugar no coração da mãe, do pai e dos irmãos. Se ela não é lembrada e reconhecida como parte da família, os irmãos que vieram depois podem ter problemas. Esses problemas podem se manifestar por meio de diversos "sintomas" – adoecimentos físicos e mentais, incapacidade de se sustentar financeiramente ou dificuldade crônica de se sentir feliz em relacionamentos são consequências comuns nesses casos. Obviamente esses efeitos não são regras. Aliás, na visão da *Constelação Familiar*, nenhum tipo de ligação sistêmica deve ser interpretado como uma relação de causa e consequência generalizável. Os *emaranhamentos* são totalmente individuais e só quem pode revelá-los é o *campo*. Os exemplos que se colocam aqui – e ao longo de todo o livro – são de situações observadas com frequência na prática da *Constelação*. Foram trazidos para facilitar o entendimento sobre a influência das nossas heranças emocionais em nossas vidas. Mas, de novo: não devem ser entendidos como regras.

Isso posto, vamos a outro exemplo: quando uma pessoa tem a pele branca e não reconhece seus antepassados negros, também pode ter dificuldades na vida ligadas a essa exclusão de parte da família – caso de uma costureira que, apesar de gostar muito de seu trabalho, sentia-se frustrada por ser pouco reconhecida. Ao olhar pela primeira vez para seus antepassados escravizados, em uma *Constelação*, entendeu por que

---

3 HELLINGER, Bert; HÖVEL, Gabriele Ten. *Constelações familiares – o reconhecimento das ordens do amor.* Cultrix, 1996.

tinha uma sensação tão forte de exploração em seu ofício, em que vivia a vestir pessoas importantes.

Esses são apenas alguns exemplos de como a ausência de reconhecimento de nossa própria origem é capaz de traçar nosso destino. A *Constelação*, ao incluir os excluídos e nos fazer reconhecer aqueles a quem devemos nossa existência, é capaz de nos trazer paz à alma e nos dar uma sensação de **segurança e integridade** para seguir a vida.

2. Hierarquia: quem chegou primeiro, vem primeiro. Quem chegou depois, depois.

Os mais velhos têm preferência na hierarquia familiar. Do contrário, ocorrem problemas nas relações. Por exemplo, isso acontece quando os filhos conduzem a vida dos pais, ou quando um irmão mais novo se sente mais importante que os irmãos mais velhos e toma as rédeas da família.

Quando ocorre a morte de uma criança ou mesmo um aborto no início da gravidez, além de reconhecer esse ser como parte da família, é preciso também que seu lugar seja respeitado na hierarquia familiar. Se o segundo filho passa a ocupar o lugar do primeiro que morreu, por exemplo, é comum que experimente sentimentos fortes de desrespeito ou frustração, em fidelidade a ele. Pode acontecer ainda de esse indivíduo passar a vida interrompendo projetos – seja no trabalho, seja em relacionamentos ou em qualquer outra área –, por identificação com o irmão que teve a própria vida interrompida.

As empresas – entendidas na *Constelação* como sistemas tais quais os familiares – também precisam seguir a ordem da hierarquia, se quiserem ser bem-sucedidas. Quando seus dirigentes não valorizam o trabalho do fundador e dos funcionários mais antigos, podem levar a companhia à falência, em função do desrespeito hierárquico.

Posso dar um depoimento pessoal que demonstra a importância do respeito a essa "lei" no universo do trabalho. Fui convidada a dar um workshop de *Constelação* em Lisboa, Portugal, para um grupo de médicos e psicólogos. Estava já em terras lusitanas no dia anterior ao evento, quando, dentro do metrô, lembrei-me de uma das muitas "histórias de português" contadas no Brasil. Era assim: "Um sujeito chama o elevador. O elevador para e dentro dele está um português.

O sujeito que está do lado de fora pergunta: 'Está descendo?'. E o português responde: 'Não, está parado'". Em vez de rir, entrei em pânico. Essa situação me fez refletir sobre como a cultura portuguesa é literal. Eu me dei conta de que iria apresentar a *Constelação* a pessoas de uma cultura totalmente diferente da minha. Não queria, de jeito algum, soar desrespeitosa. Fui me acalmando quando pensei: "Eu não procurei estar aqui. De certa forma, fui trazida. E, se eu estou aqui, é porque as pessoas devem estar precisando de mim. Vou fazer o meu melhor". No dia seguinte, quando entrei na sala do workshop, olhei para os participantes e a primeira coisa que disse foi o seguinte: "Eu não estou aqui para ensinar nada a vocês. Vocês levaram ao Brasil sua cultura. Eu sou apenas uma condutora deste trabalho de *Constelação*, que é alemão". Naquele momento, ouvi todos respirarem em uníssono e vi as feições relaxarem. O trabalho foi um sucesso.

3. Equilíbrio entre dar e receber: qualquer relacionamento, seja ele profissional, familiar, amoroso ou de amizade, é baseado em trocas.
Se apenas uma das partes doa, em algum momento vai se sentir abusada. Se só recebe, vai se sentir devedora. Assim acabam muitas relações entre amigos, parceiros amorosos, empresas e funcionários.

Para que haja equilíbrio nas relações, o ideal é que a dinâmica de troca se dê da seguinte maneira: **"Se eu lhe dou algo bom, você recebe e devolve um pouco mais. Se eu o agrido, você devolve um pouco menos".** A medida é essa. Se você devolve a agressão na mesma medida, a briga se retroalimenta e não acaba nunca. Por outro lado, se aceita a agressão sem reagir, a relação não se sustenta.

Apenas o relacionamento saudável entre pais e filhos segue uma dinâmica diferente. Nesse caso, o equilíbrio acontece quando **os pais dão e os filhos recebem**. E a desordem ocorre quando os pais dão, mas os filhos não tomam para si aquilo que receberam – acham pouco o que seus pais lhes ofereceram, quando, na verdade, eles lhes deram tudo: a vida.

Um filho não pode devolver aos pais a vida que recebeu. Mas pode tomá-la com gratidão e retribuí-la dando vida a seus próprios filhos.

Aqueles que não têm filhos podem retribuir fazendo um trabalho em prol da sociedade.

Pertencimento, hierarquia e *equilíbrio entre dar e receber*: essas são as três leis conhecidas como "leis do amor" – o sentimento que "atua por trás de todos os comportamentos e também de todos os sintomas de uma pessoa". Quando uma dessas "leis" não é cumprida, ocorre uma desarmonia nas relações e o fluxo do amor é interrompido. O amor interrompido em gerações anteriores pode causar sofrimentos nas gerações posteriores. O processo de cura exige que os que vieram antes sejam relembrados e honrados em seu destino.

Amor, aqui, não deve ser lido no sentido romântico, que faz os namorados se empenharem em agrados. Trata-se de um **amor vital** – aquele que nossa alma sente pelas pessoas que nos deram a vida.

É esse amor vital que nos faz ser, inconscientemente, fiéis e iguais aos que vieram antes de nós, mesmo que não os tenhamos conhecido. É esse amor – numa versão cega, é verdade – que nos faz reviver os sofrimentos dos nossos antepassados, como se isso fosse necessário para demonstrar nossa lealdade a eles ou como se assim pudéssemos reparar as injustiças que sofreram.

A *Constelação* busca restaurar o fluxo do amor interrompido no passado e, dali em diante, torná-lo consciente, de forma que não seja mais necessário assumir o lugar do outro e reeditar seus problemas para reparar o que se acredita ser injusto. O entendimento e a gratidão em relação a tudo o que houve de bom ou de ruim na nossa história nos liberta do sofrimento e nos torna mais livres para caminhar na vida conforme nossos próprios anseios.

Nem psicologia, nem religião, nem astrologia

Embora não pertença ao ramo da psicologia, a *Constelação* é utilizada por muitos psicólogos como uma ferramenta terapêutica. São trabalhos complementares.

A *Constelação*, é bom destacar, também não faz parte de nenhuma prática religiosa ou mística. Não há exigências ou restrições quanto a crenças. Trata-se de um método que pertence à área da fenomenologia, uma linha filosófica que busca a descrição e o estudo dos fenômenos tal qual se apresentam num determinado momento, sem preconcepções, julgamentos ou intenções prévias.

E, ao contrário do que o termo *Constelação* possa sugerir, essa prática também não tem nada a ver com estrelas ou astrologia. A palavra que originalmente designa a *Constelação* é alemã – *Familienaufstellung* – e significa algo como "recolocação" ou "organização familiar". No Brasil, a literatura sobre o assunto chegou baseada em uma tradução do inglês, na qual a palavra *constellation* é usada para designar elementos agrupados em uma certa configuração, como estrelas de uma *Constelação*.

Seja em alemão, inglês ou português, o sentido do termo que designa esse trabalho é o de recolocar cada membro de uma família em seu devido lugar – desfazer identificações que possam levar uma pessoa a querer compensar a injustiça ou a exclusão sofrida por um antepassado e, assim, acabar prejudicando a própria vida, involuntariamente.

Em que áreas a *Constelação* pode atuar

A *Constelação* pode contribuir para a compreensão de questões de natureza diversa:

Familiar
Indicada para pessoas que têm dificuldades de relacionamento com pais, filhos, irmãos, cônjuges ou outros membros da família. Sentimentos de raiva, mágoa, arrependimento ou injustiça, dificuldade de se comunicar ou falta de vínculo são algumas das situações frequentemente trabalhadas nessa área.

Amorosa
Timidez para se relacionar, dificuldade de ter um companheiro, ciúme exagerado, desrespeito do parceiro, insegurança em assumir relacionamentos, problemas na área sexual e dificuldade de engravidar são alguns dos temas no *campo* amoroso que levam muitas pessoas a procurar a *Constelação*.

Saúde

Pessoas com sofrimentos mentais e emocionais – depressão, bipolaridade, alcoolismo, bulimia, anorexia e compulsões em geral – ou doenças e incômodos físicos – problemas que se repetem de geração em geração, como diabetes e hipertensão, além de dores sem explicação lógica, por exemplo, podem se beneficiar do trabalho de *Constelação*. Problemas de saúde tão simples quanto uma alergia que não se cura nunca até questões mais sérias, como enxaquecas e tumores, podem ter sua origem sistêmica mais bem compreendida com o auxílio desse trabalho.

Profissional

O trabalho como um peso, cansaço, irritação, raiva, medo, insegurança, frustração, desrespeito e outras emoções de carga negativa associadas ao trabalho, em geral, têm origem sistêmica e estão relacionadas a situações do passado, reeditadas no presente, no *campo* profissional.

Além desses sentimentos, as principais questões que levam pessoas a buscar ajuda na *Constelação* nessa área são: dificuldade de falar em público, falta de foco e concentração, interrupções em projetos profissionais e dificuldade de prosperar.

Os problemas vividos em uma empresa seguem lógica semelhante à das questões familiares – os chefes, por exemplo, são como pais, dos quais muitas vezes se tem dificuldade de aceitar ordens.

Financeira

O dinheiro é a consequência da energia e do respeito empregados no trabalho. A *Constelação Sistêmica* ajuda pessoas a entenderem suas dificuldades em ganhar dinheiro, mantê-lo ou usufruir os bens conquistados. Auxilia ainda a lidar com a culpa por ter um grande patrimônio.

Um convite

No próximo capítulo, destacamos os principais aspectos do que é a *Constelação* e como ela funciona, pensando principalmente nos leitores que nunca participaram de um trabalho como esse. Mas a *Constelação* é uma experiência que precisa ser vivida na prática. Ser apresentado a ela apenas por meio de palavras é como conhecer o sabor do chocolate pelas páginas de um livro de receitas, sem nunca levar um pedaço do doce à boca. Este trabalho é, antes de tudo, um convite para conhecer a *Constelação* não só com a cabeça, mas também com o corpo e a alma.

"O amor sempre existe. Só preciso procurá-lo."

Bert Hellinger

A ORIGEM DO MÉTODO

A *Constelação* é uma abordagem terapêutica contemporânea desenvolvida por Bert Hellinger. Nascido em 1925, na cidade de Leimen, no sul da Alemanha, Hellinger foi sacerdote durante quase vinte anos – boa parte deles dedicada ao trabalho como missionário na África do Sul. Aos 27 anos de idade, recém-ordenado padre pela ordem de Marianhiller, ele foi enviado a uma diocese próxima à cidade sul-africana de Durban, a terceira maior do país. Lá ele conviveu com o povo zulu, aprendeu sua língua e vivenciou muitos rituais aos antepassados, que mais tarde se tornariam uma influência importante em seu trabalho. Também tomou contato com dinâmicas de grupo realizadas por sacerdotes da igreja anglicana – prática que, anos depois, integraria ao seu ofício na área da psicologia.

Durante o período em que foi padre, Hellinger ouviu confissões de muitas pessoas, conheceu dramas íntimos e, assim, foi se tornando um conhecedor da alma humana. A experiência do sacerdócio lhe permitiu observar que o sentimento de culpa nem sempre está ligado à qualidade dos nossos atos. Muitas vezes, ele deu assistência a pessoas que se sentiam culpadas por coisas positivas que haviam feito – trabalharam duro, ganharam dinheiro, realizaram algo bom para si. Elas tinham o que Hellinger chamou de "má consciência". Enquanto isso, pessoas que haviam prejudicado outras – até mesmo com atitudes graves – encontravam meios de justificar seus atos e de ficar com a consciência tranquila. Elas tinham uma "boa consciência".

Com base nessa observação, Hellinger foi compreendendo que as pessoas que se sentiam culpadas – mesmo sem ter feito nada de errado –, em geral estavam fora do padrão de consciência do seu grupo de origem. Já aquelas que se sentiam com a consciência tranquila – mesmo tendo cometido barbaridades – estavam perfeitamente integradas às suas raízes.

Essas reflexões foram importantes para que Hellinger, considerado "um empírico por excelência", formulasse os princípios de seu método de *Constelação*, segundo o qual somos guiados não só por uma consciência pessoal, mas também por uma **consciência ampla**, que nos vincula ao grupo que foi responsável pela nossa sobrevivência – sejam quais forem as condições impostas para isso.

Em seu livro *O Amor do Espírito*, ele explica: "A consciência reage a tudo o que promova ou ameace o vínculo na família. Assim, temos boa consciência quando agimos de tal forma que podemos continuar pertencendo ao grupo. E temos má consciência quando nos desviamos das condições impostas pelo grupo de tal forma que receamos ter perdido, em parte ou no todo, o direito de pertencer a ele". Por isso, frequentemente cometemos ações más com "boa consciência", quando elas servem ao vínculo com o nosso grupo, e cometemos ações boas com "má consciência" quando elas colocam em risco essa ligação.

A possibilidade de nos libertarmos de fazer coisas ruins em nome desse vínculo, ou de nos sentirmos culpados por ameaçá-lo, passa a existir quando olhamos para nossa família com respeito e agradecemos tudo o que recebemos dela, independentemente do que aconteceu de bom ou ruim. Se reconhecemos nossas origens, temos liberdade de seguir com mais autonomia. Se as negamos ou rejeitamos, a tendência é de nos tornarmos iguais a elas.

Psicanálise e outras influências

Em 1969, depois de 17 anos vivendo na África do Sul, Hellinger foi transferido de volta à Alemanha, tornando-se diretor do seminário da ordem de Marianhiller em Würzburg. Paralelamente, iniciou seus estudos em psicanálise e passou a ministrar cursos de psicologia de grupo.

Dois anos depois de retornar à sua terra natal, ele decidiu deixar o sacerdócio. Casou-se e passou a trabalhar como psicoterapeuta. Numa temporada nos Estados Unidos, estudou terapia primal. Ao longo dos anos, vivenciou e aprofundou conhecimentos em análise transacional, terapias familiares, programação neurolinguística e diversos processos hipnoterapêuticos.

Em 1990, durante um congresso em Hamburgo, Hellinger conheceu o trabalho de *Constelação* por meio da psiquiatra Thea Schönfelder, que atuava principalmente com jovens acometidos por problemas mentais. A partir de então, ele aprofundou seus estudos nessa área e realizou uma integração nova com os diversos conhecimentos que havia adquirido nos anos anteriores. Desenvolveu, assim, sua própria abordagem, aplicada não só a questões pessoais, mas também a problemas empresariais e conflitos étnicos. Formulou, ainda, as três Leis do Amor, que, segundo ele, regem todas as formas de relacionamento humano.

Em 2003, casou-se com sua segunda esposa, Sophie, fundadora da Hellingerschule (Escola Hellinger), que tornou possível aprender *Constelação* diretamente na fonte.

Bert Hellinger publicou 108 livros, com tradução para 38 idiomas.

"Aquele que ousa desprezar os pais vai repetir, em sua própria história, o que ele despreza."

Bert Hellinger

HISTÓRIAS DE VIDA

Daqui em diante, serão narradas histórias reais de pessoas que passaram por mudanças marcantes em suas vidas, a partir de experiências com a *Constelação*. São histórias que envolvem relacionamentos familiares e amorosos, questões relacionadas ao trabalho, dificuldades financeiras, problemas de saúde, entre outros temas. Todas elas revelam a influência do sistema familiar na vida dessas pessoas. Assim é com todo mundo. Cada um de nós tem suas próprias heranças familiares. Não há regras – só podemos identificá-las com o próprio trabalho de *Constelação*.

Ao entendermos a origem sistêmica de nossas dificuldades, ficamos em paz. E nos tornamos mais fortes, inclusive para transformar as adversidades da vida em boas oportunidades. É importante confiarmos no nosso destino, sem deixar de fazer o nosso melhor.

"Não existe futuro sem passado."

Bert Hellinger

BRIGA ENTRE VIZINHOS

Questões de vida e morte

Era noite e, antes de se deitar, a mãe de Isabella foi até a varanda do apartamento onde moravam, no terceiro andar de um edifício, para trancar a porta. Do nada, um morador do bloco ao lado começou a gritar palavras agressivas. Isabella ouviu o fuzuê e foi em defesa da mãe, devolvendo os xingamentos.

Assim Isabella se recorda da primeira briga que teve com o vizinho, no edifício onde morava havia mais de trinta anos, desde que era criança. O episódio ocorreu em 2010.

Outros desentendimentos se seguiram a partir daí – incluindo uma acusação do vizinho de que Isabella teria arranhado seu carro. Sentindo-se perseguida, ela pediu ao síndico que instalasse uma câmera em sua vaga na garagem.

– Ele estava muito obsessivo, comecei a ficar com medo – diz.

A gota d'água aconteceu em outra noite, quando Isabella recebia a visita do irmão. Eles assistiam à TV na sala, quando a luz de seu apartamento se apagou por completo. Sentindo uma mistura de medo e fúria, ela foi até a cozinha, pegou uma faca e, armada, desceu as escadas até a garagem. O irmão foi logo atrás.

– Eu simplesmente desci. Não raciocinei. Era como se, inconscientemente, eu soubesse que o vizinho tinha desligado a chave de luz. Desci com muita raiva. Uma raiva desproporcional – conta.

Na garagem, Isabella encontrou as luzes acesas, mas não viu ninguém.

Acompanhada do irmão, foi até a delegacia próxima de sua casa e registrou um boletim de ocorrência. Quando retornou, o vizinho a esperava no portão.

– Fui eu que desliguei sua chave de luz, porque você arranhou meu carro – disse.

Depois desse episódio, Isabella decidiu constelar o assunto.

– Eu vi dentro de mim um impulso muito forte de matar. E fiquei com medo de que acabasse acontecendo uma tragédia.

A *Constelação*

Nessa situação que estava vivendo, Isabella se viu ligada a seu bisavô paterno. Dono de uma fazenda no norte de Minas, ele viveu, no passado, um conflito com seu vizinho de porteira.

Os porcos escapavam de sua propriedade e comiam a lavoura ao lado. O vizinho pediu diversas vezes que o bisavô de Isabella prendesse os animais. Ele prometeu tomar mais cuidado, mas os porcos voltaram a fugir. O vizinho, então, matou os animais a facadas.

O bisavô de Isabella foi tirar satisfação pela morte de sua criação. E o vizinho deixou claro que, se ele voltasse a pisar em suas terras, seria morto também.

Tempos depois a ameaça se cumpriu. O vizinho o matou a golpes de faca.

Isabella conheceu essa história por meio de uma tia. E, no *campo*, constatou que estava ligada a esses acontecimentos.

Os desdobramentos

Apesar de ter entrado em contato com uma história familiar trágica, Isabella saiu da *Constelação* sentindo-se calma. E dali em diante não teve mais impulsos de reagir às provocações do vizinho. Ele também recuou na ofensiva.

– De vez em quando, o meu interfone ainda tocava e ninguém falava nada. Eu sabia que era ele. Mas o grau de provocação diminuiu muito e ele parou de falar mal de mim para os outros vizinhos – conta.

Um ano e meio depois, Isabella foi abordada pelo antigo desafeto na garagem do prédio, enquanto se preparava para sair. Ele falou:

– Preciso pedir desculpa para a senhora. Eu cismei que você arranhou meu carro e não tinha prova nenhuma.

Hoje, cumprimentam-se com bom-dia, boa-tarde e boa-noite, como fazem normalmente os vizinhos que não estão em pé de guerra.

"O amor no seio da família pode tanto provocar doenças como restabelecer a saúde."

Bert Hellinger

A DOENÇA QUE PROTEGE DA DOR

Um jeito de evitar as agruras da maternidade

Aos 25 anos, a advogada Andrea foi pega de surpresa em um checkup de ROTINA. Descobriu uma lesão no útero com chance de ser um câncer. Refez o exame quatro vezes, no intervalo de um mês, e o diagnóstico se repetiu em todos. A indicação dos três médicos que consultou também foi idêntica: uma espécie de cirurgia a laser para eliminar a lesão e impedir o avanço do problema.

Uma das médicas procurou tranquilizar Andrea: o procedimento seria simples e sem complicações, caso ela quisesse engravidar futuramente. Sugeriu que marcassem o tratamento para dali a duas semanas.

A natureza do problema não passou despercebida à advogada: uma doença no útero, justamente no caso dela, que sempre ouvira falar da maternidade como algo que impôs perdas e sacrifícios às mulheres de sua família. A avó de Andrea, por exemplo, casou-se tardiamente para os padrões de sua época, aos 32 anos, por uma razão prática: órfã de mãe e abandonada pelo pai havia anos, ela precisava assumir sozinha um contrato de aluguel, numa época em que não se faziam contratos em nome de mulheres.

Ela, então, casou-se com o namorado, de quem gostava, mas com o qual não tinha planos de contrair matrimônio. Em seguida, engravidou. Durante a gestação, teve uma complicação de saúde e precisou deixar o trabalho como vendedora em uma loja de tecidos, "coisa que mais gostava de fazer na vida", diz a advogada.

– Minha avó, minha mãe e várias tias não tinham o sonho de se casar e de ter filhos. Muitas acabaram formando uma família em função das circunstâncias – contextualiza Andrea.

Assim como elas, Andrea também não tinha vontade de gerar e criar uma criança. Com tudo isso em mente, e seguindo seu estilo pessoal de consultar diferentes fontes de informação em qualquer circunstância, Andrea resolveu levar seu problema para uma *Constelação* antes de decidir fazer ou não a cirurgia.

A *Constelação*

Ao expor seu problema na *Constelação*, Andrea tomou conhecimento de uma história de família que ela ainda não tinha ouvido. Seu bisavô materno havia abandonado uma mulher grávida em Portugal. Em terras brasileiras, ele se casou com outra moça – a bisavó de Andrea. Mais tarde, ele também a deixou sozinha, com cinco filhos – a avó de Andrea, a caçula, era ainda um bebê.

– Minha bisavó trabalhava muito para sustentar os filhos, costurava para fora. As filhas mais velhas foram trabalhar em casa de família – conta.

A *Constelação* mostrou a Andrea que as dificuldades pelas quais essas duas mulheres passaram, ao serem abandonadas por seu bisavô, deixaram marcas em seu DNA emocional. Talvez por isso a possibilidade de gerar filhos estivesse, para ela, associada a sofrimento e abandono de projetos e prazeres pessoais. Nesse contexto, o problema em seu útero a protegeria.

A ligação de Andrea com a moça abandonada por seu bisavô em Portugal mostrou-se de forma clara. Se ele tivesse ficado com ela em terras lusitanas, não teria formado a família no Brasil – e Andrea não teria nascido. Na visão sistêmica, precisamos sempre lembrar que nossa vida vem de muito longe e que somos fiéis àqueles que foram responsáveis pela nossa existência.

Andrea nunca ouvira falar dessa moça de Portugal – ela havia sido excluída da história familiar. O bisavô também havia perdido lugar na família, em função das críticas que sofreu ao abandonar suas mulheres e filhos. O problema de saúde da jovem cumpriu o papel de trazê-lo de volta à memória familiar. Foi importante reconhecer que ele não abandonou mulheres e filhos por simples falta de caráter. Ele agiu dessa maneira porque provavelmente estava emaranhado à história de algum antepassado, assim como Andrea estava ligada à trajetória da ex-companheira do bisavô.

Os desdobramentos

Na semana seguinte à sua *Constelação*, a advogada foi ouvir a opinião de um quarto médico, cuja consulta já havia sido agendada anteriormente.

Ele pediu que a moça refizesse os exames mais uma vez, e os resultados, para sua surpresa, foram todos normais. Era como se ela nunca tivesse tido esse problema.

Para o especialista, pode ter havido um falso positivo nos exames anteriores ou uma reação do próprio corpo da paciente, que fez com que a lesão desaparecesse. Ao contrário do que afirmaram os demais médicos que a advogada consultou, este último lhe disse que havia risco de ela ficar infértil com o tratamento. Andrea não teve dúvidas de que seu problema de saúde, de fato, tinha ligação com a história de seus antepassados – mesmo que ela não tivesse expectativas de que algo fosse mudar por causa dessa informação.

A advogada, que se considera o tipo de pessoa que precisa ver para crer, já havia constelado outros três temas antes e resolvido problemas com a ajuda da *Constelação*, mas nunca uma questão tão concreta quanto essa.

– Quando você trata de questões mais subjetivas, como sentimentos, você fica pensando que mudou conscientemente suas atitudes por causa do que viu na *Constelação*. Mas, dessa vez, aconteceu uma transformação física, que não dependia de mim. O diagnóstico médico mudou. Isso é muito forte – diz.

Desde então, Andrea continua refazendo os exames a cada seis meses e sua saúde segue normal. Subjetivamente, ela também anda mais em paz com as questões ligadas à maternidade.

– Antigamente, eu sentia até uma repulsa quando via uma mulher com um barrigão na rua. Era como se a gravidez estivesse fazendo mal para ela. Como se necessariamente representasse um destino ruim para a mulher – comenta.

Hoje, a advogada ainda não sabe se quer ter filhos, mas vê a gravidez com mais naturalidade. Fazendo um retrospecto, Andrea avalia que evitava se comprometer em seus relacionamentos, tamanho o medo que tinha de engravidar. Sua escolha sobre a maternidade, ela comenta, não era tão racional e bem-resolvida quanto supunha:

– Poderia ser frustrante chegar aos 50 anos, sem tempo de voltar atrás, e entender que essa não tinha sido uma escolha só minha.

Com uma nova consciência sobre sua história familiar, ela poderá tomar a decisão de ter filhos ou não de forma mais livre, sem estar emaranhada a medos ou incômodos de seus antepassados.

"O vínculo familiar faz com que os destinos sejam compartilhados por todos."

Bert Hellinger

PROBLEMAS NA EMPRESA FAMILIAR

Ressentimento, luto e impotência: os sentimentos herdados na família influenciam nos negócios

Rodrigo, 33 anos, decidiu fazer uma *Constelação* porque os negócios da família não iam bem. A empresa fundada por seus pais, Takeshi e Naomi, no ramo de alimentos, estava perdendo clientes havia cerca de dois anos. Responsável pela administração, Rodrigo sentia diariamente o peso da responsabilidade. Tinha de tomar decisões que afetariam não só os rumos comerciais, mas também a vida de seus quase 50 funcionários e as famílias de cada um deles. Sentia medo de errar com todas essas pessoas – e, em especial, com sua própria família.

A empresa foi criada quando Rodrigo e sua irmã caçula, Natália, ainda eram crianças. À medida que os dois foram crescendo, passaram a trabalhar junto com os pais. Em 2010, Rodrigo, que fazia faculdade de Administração de Empresas, assumiu a gestão. O plano do rapaz era deixar a empresa organizada e, futuramente, passar o comando para a irmã, que estudou Engenharia de Alimentos. Ele, então, seguiria para outro ramo com o qual tivesse mais afinidade.

Em 2012, no entanto, Natália faleceu, aos 27 anos, em decorrência de um câncer. Abalados, os pais de Rodrigo se afastaram dos negócios.

Takeshi levou três anos para voltar a se dedicar integralmente à empresa. Já Naomi se afastou de vez da rotina da companhia. Durante todo esse tempo, Rodrigo permaneceu no comando, fazendo o seu melhor.

A *Constelação*

Quando chegou ao local da *Constelação*, em um sábado de maio de 2017, Rodrigo não fazia ideia do que iria acontecer ali. Acompanhado dos pais e da esposa, Patrícia, surpreendeu-se ao se ver numa sala com outras 15 pessoas, aproximadamente. Só então se deu conta de que iria expor seu problema na frente de desconhecidos. Ao optar pela *Constelação* em grupo, ele havia imaginado que estaria em companhia apenas do seu grupo familiar. Ainda assim, decidiu ir em frente.

No início da *Constelação*, o representante de Rodrigo sentiu-se fragilizado, sem apoio e incapaz – exatamente como Rodrigo estava se sentindo naquele momento, na direção da empresa. O *campo* mostrou que, nessa situação, ele estava ligado a seu tio Dan, nono de dez filhos e um dos irmãos mais jovens de Takeshi.

Ao longo da vida, Dan abriu empresas em dois ou três ramos de atuação diferentes, mas os negócios não iam para a frente. Foi sócio inclusive do irmão, Takeshi, mais de vinte anos atrás. O pai de Rodrigo guardava mágoa de Dan, por acreditar que ele havia sido negligente com a gestão, levando a empresa deles à falência. Havia tempos não tinham contato.

Na *Constelação*, constatou-se que, involuntariamente, Takeshi enxergava seu filho com o mesmo olhar que tinha em relação a seu irmão. O receio de que Rodrigo repetisse os fracassos de Dan fazia com que ele tivesse uma postura muito severa com o filho. Rodrigo se recorda:

– Meu pai sempre me cobrou muito, usou palavras duras. Era comum me chamar de vagabundo. Eu chegava da faculdade às onze, onze e meia da noite e, às quatro da manhã, ele estava espancando a janela para eu acordar.

O *campo* mostrou que Dan, por sua vez, estava vinculado a Isao, o irmão mais velho dele e de Takeshi. Quando o representante de Isao entrou na *Constelação*, sentou-se ao lado de Dan e, sem ter nenhuma informação sobre a vida do representado, foi imediatamente tomado por uma sensação de torpor, uma fraqueza extrema. Inclinou-se na direção do irmão e recostou a cabeça em suas pernas.

Takeshi, então, contou que Isao faleceu em decorrência de leucemia, aos 11 anos de idade. Dan, provavelmente, achava injusto o destino do irmão mais velho e, por isso, solidarizava-se com ele, de maneira inconsciente, deixando de tomar sua própria vida por inteiro. Não conseguia prosperar.

O *campo* mostrou também que Natália, irmã de Rodrigo, estava ligada a Isao. Assim como o tio, ela faleceu por causa de um câncer, ainda jovem. A repetição desse padrão fez com que Takeshi revivesse a história de seu pai, sentindo-se exatamente como ele na perda precoce de um filho.

Uma vez que os emaranhados familiares ficaram claros – entre Rodrigo e seu tio Dan; entre Dan e seu irmão Isao; entre Isao e Natália; e entre Takeshi e o próprio pai –, a *Constelação* direcionou-se para as dificuldades comerciais da família. E o representante dos clientes, que no princípio se afastou da empresa, nesse momento se reaproximou. Só então o representante de Rodrigo sentiu-se fortalecido.

Os desdobramentos

Foram várias as repercussões dessa *Constelação*. Não só na empresa, mas também na vida pessoal de Rodrigo e de sua família.

Rodrigo sentiu-se imediatamente aliviado, como se um grande peso tivesse saído de suas costas. No dia a dia da empresa, passou a se sentir mais confiante para tomar decisões e para abordar os clientes, estreitando laços comerciais e abrindo novas portas. Passou também a compartilhar mais informações com os pais e a dividir responsabilidades.

Patrícia notou mudanças importantes na postura do marido:

– O Rodrigo está outra pessoa, outro profissional. Ele sempre foi muito quieto, não era de falar, de se expor. Hoje ele está mais seguro. E mais em paz também.

Os fatos mostrados durante a *Constelação* serviram de ensejo para que Naomi, uma senhora bastante reservada, fizesse um desabafo ao filho. Logo após o término da *Constelação*, enquanto almoçavam, ela chamou Rodrigo em separado e, chorando, lhe disse:

– Filho, só eu sei o que você sentia com as cobranças e com a dureza do seu pai. Eu sofria junto com você e não podia fazer nada. Para te poupar, diversas vezes eu tive vontade de te matar e me matar em seguida. Essa ideia ficava tão intensa na minha cabeça que a minha visão escurecia. E, então, o pensamento ia embora.

Nos meses que se seguiram, houve uma aproximação entre Rodrigo e seu pai.

– Antes, a gente tinha bastante dificuldade de dialogar. Eu segurava informação da empresa para poupar meu pai e minha mãe de determinados assuntos que poderiam preocupá-los ou levá-los a ter uma visão negativa da gestão. Hoje em dia, eu e meu pai estamos tendo um diálogo que nunca tivemos. Acho que ele está mais aberto para ouvir – disse Rodrigo, três meses após a *Constelação*, quando concedeu entrevista para este livro.

Patrícia observa que Takeshi passou a compreender melhor as intenções do filho e a respeitá-las, mesmo quando há divergências:

– O senhor Takeshi está mais flexível e diminuiu a agressividade. Acho que ele conseguiu perceber o quanto foi duro, mesmo tentando acertar. Hoje, quando o Rodrigo está nervoso, ele fala: "Vai dar tudo certo, filho. Não fique se estressando muito com isso...", uma postura que eu nunca tinha visto antes. E o Rodrigo, por sua vez, entendeu por que o pai agia daquela forma – comenta.

Takeshi, segundo Patrícia, é um senhor bastante cético – a ponto de não aprovar que a esposa frequentasse um psicólogo após a morte da filha. Ao fim da *Constelação*, comovido, ele agradeceu a iniciativa da nora de tê-lo convidado para estar ali e disse:

– Que bom que eu não morri sem ter tido essa experiência.

Takeshi também retomou contato com o irmão, Dan. Visitaram a casa um do outro e passaram a se falar regularmente por telefone. Em janeiro de 2018, Dan faleceu. Segundo Takeshi, não fosse a *Constelação*, em que teve a oportunidade de ver o irmão de uma perspectiva diferente, ele não teria voltado a procurá-lo, nem comparecido ao seu enterro.

Rodrigo diz que, além de ter percebido claramente os benefícios da *Constelação* em sua vida e na vida de sua família, guarda com emoção a memória daquele momento.

"O essencial não é visível."

Bert Hellinger

A FUNÇÃO DO CIÚME

A dor de ser traída pode manter as gerações unidas

Sempre que começava um novo relacionamento, Marta não conseguia imaginar a vida sem seu par. Junto dessa sensação de que a própria felicidade dependia do outro, vinha, então, o pavor de ser traída. Na tentativa de evitar que seu grande medo se concretizasse, ela passava a estabelecer mecanismos de controle. Em qualquer brecha nas suas atividades do dia, ela ligava para o companheiro. Contava o que estava fazendo e, em contrapartida, pedia a ele também seu "relatório".

O peso trazido por esse pacote de dependência emocional-insegurança-ciúme-controle influenciou o fim de seu primeiro casamento. Depois disso, ela chegou a terminar um namoro quando soube que o rapaz havia tido um caso extraconjugal em um relacionamento anterior. Ao conhecer Jorge, seu segundo e atual marido, Marta sentiu-se em território seguro. Na cidade do interior onde moravam, só circulavam boas notícias a seu respeito – um homem correto, de postura respeitosa.

Em março de 2004, quando Marta e Jorge estavam namorando havia dez meses, ela se descobriu grávida, com um mês de gestação. Não bastasse o susto da gravidez, Marta recebeu do próprio namorado, um mês depois, a notícia de que ele seria pai também de outra criança, que estava sendo gerada por outra mulher.

– Ele falou para mim: "O que eu fiz foi muito errado. Você tem o direito de fazer o que quiser".

Mesmo ferida e em choque com a notícia, Marta resolveu tentar fazer dar certo a relação com o homem que amava.

No meio do turbilhão, sentindo uma "queimação" no peito toda vez que pensava na traição, que considerava inaceitável, ela decidiu procurar ajuda da *Constelação*, à qual já havia recorrido uma vez. A intenção era tentar entender por que o mesmo padrão de dependência se repetia em todos os seus relacionamentos.

A *Constelação*

Ao constelar seu tema, Marta descobriu que estava identificada com sua avó materna, Ruth. O *campo* sistêmico mostrou que o marido de Ruth, Norberto, havia tido um relacionamento extraconjugal que gerou um filho. Em razão dessa história, Ruth nutria uma tristeza profunda e sentia raiva em relação a Norberto. Todo o medo que Marta tinha de ser traída – e a história de traição que, de fato, acabou vivendo – tinha, portanto, ligação com a história vivida por sua avó. O marido de Marta – à época, seu namorado –, ao reeditar a infidelidade de Norberto, permitiu que o sentimento de Ruth viesse à tona, revivido por sua companheira.

Racionalmente, Marta achou que as informações trazidas pela *Constelação* não faziam sentido. O que sabia sobre seu avô, Norberto, era que se tratava de um sujeito corretíssimo, que, além de ganhar a vida vendendo café, era uma figura proeminente na política de sua pequena cidade no interior de Minas Gerais. Contraditoriamente, ela saiu da *Constelação* com uma estranha sensação de alívio.

Novas descobertas

No dia seguinte, intrigada, Marta ligou para sua tia Antonia – a filha mais velha de seus avós, depois de sua mãe, já falecida:

– Com muito respeito, deixando claro que se ela não quisesse falar sobre o assunto, estaria tudo bem, eu perguntei se a minha avó tinha passado pela mesma situação que eu estava vivendo – lembra.

Ao ouvir a pergunta, Antonia questionou:

– Como você descobriu?

Marta contou sobre a experiência com a *Constelação* e a tia lhe revelou que sua filha Marcela, prima de Marta, também havia participado de uma *Constelação* em Brasília, com outros profissionais, e a mesma história havia aparecido.

Em seguida, rememorou os fatos que conhecia sobre esse episódio – um tabu na família, sobre o qual ninguém falava. Já adulta, à época, Antonia havia acompanhado de perto o desenrolar dos acontecimentos.

No ano de 1950, Norberto foi chamado a responder a um processo judicial. Ele fora acionado pelo pai de uma moça com 18 anos incompletos, que dizia estar grávida dele. No processo, o pai da moça exigia que Norberto provesse o sustento da criança, pois ele próprio não tinha condições de mantê-la financeiramente.

Quando essa história veio à tona, numa cidade pequena, onde o avô de Marta era uma figura conhecida por sua atuação política, a família levantou a hipótese de um golpe articulado pelo partido político adversário para prejudicar a imagem de Norberto. Pouco tempo depois, sem que provas favoráveis ou contrárias à acusação fossem apresentadas, o avô de Marta adoeceu, diagnosticado com câncer. Em função do tratamento, precisou buscar uma cidade com mais recursos e, em dois anos, faleceu. Não se falou mais no assunto.

Antonia guardou consigo uma cópia do processo que havia sido movido contra seu pai. Assim, Marta tomou conhecimento do nome da moça com quem seu avô provavelmente tivera uma filha. Ela e a tia chegaram a buscar mais informações em cartórios e igrejas, e descobriram que a moça havia se mudado da cidade.

O ciúme de Marta a levou à *Constelação* e trouxe à tona um segredo de família. A revelação desse segredo resgatou a figura da filha que seu avô – ao que tudo indica – teve fora do casamento. Essa criança cresceu sem a presença do pai. Era necessário que fosse reconhecida como parte da família – se não legalmente, ao menos na consciência e no coração de seus integrantes.

Os desdobramentos

A experiência vivida por Marta na *Constelação*, além das informações que descobriu depois, deu-lhe outro ponto de vista e novos sentimentos em relação à história que ela mesma estava vivendo. Uma situação que, a princípio, parecia impossível de aceitar, passou a ser entendida por ela como uma história sem vítimas ou culpados.

– Eu carregava comigo a história da minha família. Precisava viver isso. Se não tivesse vivido isso com meu marido, teria vivido com outra pessoa.

Marta, de fato, precisava reviver o sentimento da avó, à qual estava profundamente ligada. Mesmo sem saber, objetivamente, o que havia lhe acontecido, sua alma sabia da dor vivida por ela. Com essa nova percepção, Marta pôde reconhecer que sua realidade era outra e, então, levar a vida de um modo diferente.

Dali em diante, ela passou a sentir mais respeito pela figura de Soraia, mãe de sua enteada Júlia – que, até então, estigmatizava como "a amante". Depois que Júlia nasceu, com quinze dias de diferença em relação à sua filha Fernanda, Marta e Jorge iniciaram um movimento de aproximação em relação a Soraia e sua menina.

– Eu pude fazer o que minha avó não pôde. Consegui planejar minha vida dali em diante, sem excluir pessoas importantes.

Marta conta que, inicialmente, havia uma resistência a essa aproximação por parte de Soraia, que queria a convivência entre pai e filha, mas sem a presença da "rival". A convivência entre as duas famílias passou de fato a acontecer quando Júlia foi diagnosticada com câncer, aos 5 meses de vida. Sem saber se o tratamento da filha seria bem-sucedido, Soraia entendeu que a menina precisava passar mais tempo com Jorge, ainda que isso significasse conviver também com Marta.

Hoje, aos 12 anos, Júlia e Fernanda passam grande parte dos fins de semana juntas e trocam mensagens no WhatsApp freneticamente.

– Elas são unha e carne. A gente brinca que são irmãs gêmeas de mães diferentes – diz Marta.

Júlia faz elogios a Marta, na frente da mãe, sem nenhuma censura. Soraia e Fernanda também têm grande carinho uma pela outra.

Marta, Jorge e Soraia se encontram em eventos sociais de sua cidade. O velho padrão de ciúme e controle já não existe no relacionamento de catorze anos entre Marta e Jorge.

– Outro dia, eu fiquei numa reunião de trabalho até as dez e meia da noite e meu marido me ligou perguntando onde eu estava, se estava tudo bem. Só então eu percebi que tinha esquecido completamente de avisá-lo. Isso jamais aconteceria antes – diz, rindo.

"Êxito vem de agradecer à mãe. E força para ganhar vem através do pai."

Bert Hellinger

SUCESSO PROFISSIONAL

A força que vem da origem

Filho de pai e mãe judeus, Michel, 46 anos, passou mais de trinta anos de sua vida em conflito com a própria origem.

– Não fui criado no meio da religião. Na infância, não estudei em escola judaica, não tinha amigos judeus, nem falava hebraico. Meus pais me deram apenas os rituais – a circuncisão, quando nasci; e o *bar mitzvah*, correspondente à primeira comunhão da religião católica. Apesar de ser 100% judeu, por causa das raízes dos meus pais, me sentia excluído quando encontrava alguém da comunidade judaica.

Os pais de Michel também passaram a maior parte da vida distantes do judaísmo. Levi, seu pai, perdeu a mãe com 1 ano de idade e passou a ser cuidado por uma babá não judia, enquanto o pai trabalhava. Até os 7 anos de idade, estudou em uma escola laica, no bairro paulistano da Mooca. Depois, chegou a frequentar uma escola judaica, mas, sem conseguir se adaptar, retornou a uma escola sem orientação religiosa. Elza, mãe de Michel, perdeu o pai ainda criança, aos 12 anos de idade. Sobre ela recaiu uma série de obrigações de luto, segundo a tradição do judaísmo. Ela, então, tornou-se avessa à religião.

Em seu círculo social mais próximo, Michel não via vantagem em ter uma ascendência que só lhe trazia aborrecimentos.

– Quarenta anos atrás, quando eu era criança, "judeu" era xingamento – lembra.

Com o tempo, ele foi, como os pais, desenvolvendo uma rejeição às suas raízes. O impacto dessa negação ficou claro quando fez sua primeira *Constelação*, em 2008.

A *Constelação*

Michel procurou a *Constelação* motivado por uma insatisfação profissional. Tinha bons empregos, mas uma carreira mediana e inconstante. Cansava do trabalho com alguma facilidade e lhe faltava energia na hora de dar saltos mais ousados. Acabava não conseguindo se destacar.

A *Constelação* o levou, inicialmente, à relação com seu pai, cheia de conflitos à época.

– Meu pai também teve muitas dificuldades profissionais. Chegou um momento da vida em que ele parou de trabalhar. Eu era adolescente e sofria com isso, tinha vergonha. Achava que ele era inteligente e tinha muito potencial. Esperava mais dele e o questionava muito – diz.

Durante a *Constelação*, Michel foi convidado a assumir o lugar de seu representante e orientado a fazer uma profunda reverência ao representante de seu pai. Ao se abaixar e encostar a cabeça no chão, diante dele, desfez-se em um choro compulsivo.

– Depois, fui compreender que era um choro de alívio. Não era do meu costume chorar, hoje eu digo, tão gostosamente assim, sem trava nenhuma.

O passo seguinte de Michel, em sua *Constelação*, foi abaixar a cabeça novamente, desta vez em reverência a uma pessoa que estava representando sua origem judaica.

– Obviamente, isso não era algo confortável para mim naquela época. Mas, já na *Constelação*, eu percebi que estava em uma luta inglória de negação das minhas raízes. Vi que eu era judeu inclusive no jeito de negar o judaísmo. É da cultura judaica debater, colocar o contraditório, até a leitura da Torá é dialética. Eu sou provocador, gosto do confronto de ideias. No meu trabalho como jornalista, atuo com a controvérsia, gerencio crises. Percebi que estava desperdiçando as coisas boas de ser judeu.

Os desdobramentos

A experiência foi tão marcante para Michel que ele considera que sua vida se divide em antes e depois dessa *Constelação*.

A partir dali, reconciliou-se com seu pai e passou a olhar para a história de vida dele com mais carinho:
- Pude me colocar no lugar de filho, aceitar e agradecer - diz.

A reconciliação, ele acredita, também o fortaleceu no *campo profissional* - cuja dificuldade o havia levado à *Constelação*. Dali em diante, passou a agir de forma mais assertiva no trabalho e conseguiu uma ascensão na carreira.

- Na época, eu estava com um projeto de documentário que acabou dando certo, consegui concluí-lo, e até fui premiado. Em seguida, fui trabalhar em uma consultoria, onde fiquei seis anos e me especializei em gerenciamento de crises e treinamento de porta-vozes. Há dois anos estou em outro trabalho e vou indo bem. Não tive mais aquela sensação de morrer na praia. Pude dizer para o meu pai que o meu sucesso é o sucesso dele. Tivemos uns quatro ou cinco anos de conciliação, até ele falecer.

No ano seguinte à *Constelação*, Michel foi pai. Suas duas filhas, com 9 e 7 anos quando este livro foi concluído, foram convertidas ao judaísmo e estudam em uma escola judaica.

"O ato sexual é o ato mais poderoso dos seres humanos."

Bert Hellinger

DISFUNÇÃO SEXUAL

O poder da vítima e do agressor

Profissional do ramo da Engenharia, Alexandre tem uma rotina bastante pautada pela racionalidade, com pouco espaço para as emoções. Ao mesmo tempo, ele próprio se descreve como um sujeito sonhador, que às vezes sente necessidade de escapar desse modo cartesiano de viver. Casado, com dois filhos, ele vê muitas qualidades em sua vida. Mas uma questão de foro íntimo o incomoda profundamente. Por causa de um problema de ejaculação precoce, ele tem dificuldades de se sentir plenamente satisfeito em sua vida conjugal. A sensação de impotência que essa situação lhe traz acaba tendo reflexos também em outras áreas:

– Mexe com muitas coisas: a força masculina, a agressividade no trabalho, a determinação, o impulso. Causa ciúme, fere o orgulho, a autoestima, deflagra muitos sentimentos ruins – ele explica.

Depois de alguns anos de terapia, Alexandre decidiu constelar essa sua dificuldade, no início de 2015.

A *Constelação*

Uma das figuras que se apresentou com destaque na *Constelação* de Alexandre foi sua bisavó paterna. A representante dessa bisavó trouxe uma situação de abuso vivida por ela no passado. Expressou raiva, agressividade e, ao mesmo tempo, fragilidade e impotência para impedir a agressão. Sentiu também uma dor na barriga, sinalizando que ela, provavelmente, engravidou depois de sofrer essa violência.

Identificou-se que, do ponto de vista sistêmico, a disfunção sexual que afeta a vida de Alexandre está ligada a esse abuso.

– Durante a *Constelação*, eu senti muita compaixão pela minha bisavó. Eu me identifiquei com a agressividade e a impotência dela, a sensação do abusado. E percebi que vivo, com a minha esposa, uma realidade semelhante à que ela viveu no casamento. Essa bisavó teve onze filhos – quem tem onze filhos não tem muito relacionamento com o marido. Eu e minha esposa também não temos. Trabalhamos muito, arranjamos meios de estar juntos nas atividades, mas não como casal – explica.

Além de estar identificado com a bisavó nessa situação, o representante de Alexandre também se mostrou ligado à figura que cometeu o abuso contra ela – possivelmente alguém da própria família.

– O abusador e o abusado estão dentro de mim. Eu nasci dessa história. Não posso vivenciar o prazer porque isso trouxe sofrimento para a minha família – diz.

Os desdobramentos

Uma semana após a *Constelação*, enquanto andava a cavalo numa viagem com a família, Alexandre sentiu um incômodo. Era uma hemorroida.

O problema persistiu e se tornou uma necessidade cirúrgica – "no lugar em que um homem pode ser sexualmente abusado", analisa. Todo o processo de passar por exames e tratamento foi difícil. A recuperação completa levou um ano.

– Foram oito exames de toque, três cauterizações, sangramentos, absorventes. Durante todo esse processo, enxerguei o quanto é difícil o sentimento de ser abusado. Ao mesmo tempo, perto de um abuso, saiu barato. Consegui passar por todo esse processo firme psicologicamente, embora estivesse fisicamente machucado.

Um dos grandes ganhos dessa *Constelação*, Alexandre diz, foi tê-lo ajudado a falar desse assunto, sobre o qual tem muita dificuldade de se abrir, até mesmo com um psicólogo. Ao conversar sobre a questão, ele tem conseguido reconhecer em si uma natureza bruta, que vive escondida sob sua personalidade contida.

– Eu estou no momento de reconhecer que o agressor também existe dentro de mim. Ao mesmo tempo, o que eu quero levar para o futuro é o que me compete. Embora eu não vá negar o que é da minha natureza, vou fazer escolhas diferentes.

Alexandre chegou a procurar outros recursos após a *Constelação* – incluindo uma sexóloga e um centro espírita –, mas não conseguiu resolver a questão do ponto de vista objetivo. Apesar disso, passou a encarar a situação com menos peso.

– Entendi que eu não posso ter mais do que isso. É o meu padrão. Como uma pessoa que nasce com um tom de pele e vai morrer com ele. Estou mais em paz com isso. Não queria ter esse problema, claro, mas problema faz parte da vida. E o que a gente pode fazer, às vezes, é ter uma relação mais positiva com ele.

"O amor atua por trás de todos os comportamentos e também de todos os sintomas de uma pessoa."

Bert Hellinger

FALTA DE CONEXÃO AFETIVA

Um desejo ancestral de liberdade

Por que desejava estar num relacionamento sério se, quando estava em um, sentia falta de liberdade? Por que não conseguia se estabelecer com alguém? E, principalmente, por que não sentia, em suas relações amorosas, uma conexão realmente forte, dessas capazes de sustentar os casais inclusive nos momentos mais difíceis?

Foi com essas questões que Mariana chegou a uma sessão de *Constelação*, em outubro de 2016. Aos 36 anos, ela havia terminado seu segundo casamento e estava iniciando uma relação com Francisco. Embora apostasse no namoro, sentia que o parceiro estava bem mais empolgado que ela. De novo, as mesmas dúvidas em relação aos próprios sentimentos a inquietavam.

– Eu não queria continuar assim, essa coisa de ficar rompendo relações... Eu não sentia a minha vida caminhando – diz.

O histórico de rompimentos amorosos

Mariana casou-se pela primeira vez aos 27 anos, depois de um namoro de sete anos com Valdir. Separaram-se um ano e meio depois de oficializar a união, num processo litigioso complicado que durou dois anos. Mariana diz que gostava muito de seu companheiro, mas se sentia desvalorizada por ele.

– Eu chegava em casa depois de ter trabalhado o dia inteiro e de ter dado aulas à noite, e ele não estava nem aí se eu tinha comido, não queria saber o que eu tinha feito... Preocupação zero. No domingo, saía de casa às cinco da manhã para jogar futebol e voltava à uma da tarde. Eu não tinha atenção, não me sentia mulher em casa. E, fora, comecei a encontrar pessoas que me faziam sentir viva – relata.

Quando já falava com Valdir em se separar, Mariana foi confrontada pelo marido:

– Ele encontrou uma troca de mensagens no meu celular e eu admiti que tinha me apaixonado por outra pessoa. Disse que, por mim, o casamento tinha acabado. Ele gravou essa conversa e partiu para um processo de divórcio litigioso, pedindo reparação por danos morais, apesar de ele não ter sofrido vexame nenhum, porque eu não fui vista em público nem fui flagrada por ele – conta.

Separada, Mariana seguiu adiante com Pedro, com quem havia se envolvido no fim de seu primeiro casamento. Entre idas e vindas, ficaram juntos durante oito anos.

– Ele era uma pessoa superboa, mas a gente não tinha liga. Ele era muito fechado, diferente de mim. E também tinha muito medo de ter filhos, o que reforçava as minhas próprias inseguranças sobre família. Sinto que fiquei com ele mais para conseguir sair do primeiro casamento. Foi uma fuga. Mas fiquei triste quando senti que o relacionamento tinha acabado. Eu me perguntava: "Por que eu estou gostando de outra pessoa?". Queria que a gente conseguisse arrumar a relação, mas não sei se dava para arrumar. No dia em que a gente se separou, agradeci a ele por tudo o que tínhamos vivido junto.

Quando conheceu seu terceiro e atual companheiro, Francisco, Mariana sentiu um grau maior de identificação. Ainda assim, não via entre eles a conexão que supunha existir em casais que admirava. Na busca por entender esse seu sentimento, recorreu à *Constelação*.

A *Constelação*

Ao constelar sua situação amorosa, duas situações foram reveladas a Mariana.

A primeira foi a sua ligação com um irmão mais velho, que nem sequer chegou a conhecer, pois sua mãe sofrera um aborto em uma gravidez anterior. Compreendeu, então, que o seu padrão de interromper relacionamentos – e também trabalhos e projetos de vida – poderia ter relação com essa criança.

– Como a vida do meu irmão foi interrompida, a minha vida também vinha sendo interrompida por amor a ele – explica.

A segunda situação foi a sua identificação com seu avô materno, José – "um homem muito livre, que aprontava todas", ela descreve.

José casou-se com Rita, a contragosto da família da moça. O rapaz bonito e galanteador era mais jovem que a avó de Mariana – ele, 18, ela, 24 – e muito pobre. Juntos, eles tiveram 15 filhos – cinco morreram no parto e dez sobreviveram. Ele teve ainda outros filhos fora do casamento. A família de José e Rita passava fome. E o avô de Mariana continuava na farra.

– Ele bebia, chegava de madrugada e queria que minha avó cozinhasse. Na *Constelação*, eu entendi que ele era desapegado assim porque não tinha conexão de família. Parece que a mãe o abandonou e ele foi adotado por outras pessoas. Apesar de eu não ter tido a mesma vida que o meu avô, eu também me dei ao luxo de ter prazeres, digamos assim, e não me vinculei aos meus parceiros. Em outro contexto, eu repeti o mesmo padrão – reconhece.

Ao repetir o comportamento livre do avô, sem se vincular a seus parceiros amorosos, Mariana, inconscientemente, demonstrou sua fidelidade e gratidão a ele pela vida que recebeu. Com esse novo olhar para o avô, pôde também perceber suas próprias dificuldades e superá-las.

Liberdade e prisão

Essa não foi a primeira vez que Mariana constatou sua ligação ancestral com o avô. Em 2010, ela havia feito sua primeira *Constelação*, referente a uma síndrome do pânico que desenvolveu. Na época, ela estava havia um mês com muita dificuldade de sair de casa. Uma profissional com quem fazia *coaching* na empresa em que trabalhava sugeriu, então, que ela constelasse o problema.

Nessa primeira experiência, identificou-se que a incapacidade que Mariana sentia de sair de casa tinha relação com o fato de o avô ter sido preso quando tinha mais ou menos a idade dela – entre 25 e 30 anos –, acusado de matar uma pessoa.

– A minha sensação de prisão era igual à dele – explica.

Logo depois da *Constelação*, a sensação de pânico se dissolveu por completo.

– Foi como tirar com a mão – ela lembra.

Mariana conhecia a história do encarceramento do avô, mas não havia feito essa associação com o seu sentimento antes.

– A gente fica esperando que as nossas questões vão ter a ver com aquele familiar com quem a gente tem mais afinidade. Eu nunca imaginei que pudesse ter uma ligação de gratidão tão forte com esse meu avô – comenta.

Mariana teve pouca convivência com José. Ele faleceu quando ela tinha 10 anos de idade e não era uma figura muito afetiva com os netos.

José foi condenado e preso junto com o irmão dele, Cleber. Cumpriram suas penas em celas que ficavam uma em frente da outra e acusavam-se mutuamente pelo assassinato. Na *Constelação*, revelou-se uma ligação entre Cleber e a vítima do crime – indicando que, provavelmente, havia sido o irmão de José o responsável pela morte. Ou seja, o avô de Mariana havia passado anos preso por um crime que não cometeu.

De certa forma, Mariana também. À época em que desenvolveu a síndrome do pânico, ela estava respondendo ao processo de divórcio litigioso movido por seu primeiro marido, Valdir. Ou seja, assim como seu avô, Mariana teve de responder a um processo judicial. E, mais do que isso, esteve "presa" ao ex-marido por esse processo durante dois anos.

Os desdobramentos

A suspensão do litígio no processo de divórcio ocorreu, segundo Mariana, quando ela conseguiu reconhecer o sofrimento de seu ex-marido.

– Eu tinha ido embora sem olhar para trás e ele ficou sem norte. Continuou inclusive morando na casa que era nossa, sendo que as prestações do financiamento eu havia assumido sozinha. A gente tinha que resolver essa questão da casa e ele ficava amarrando o processo. Eu acho que ele estava me amarrando, na verdade.

– Um dia, durante uma audiência, a juíza se retirou da sala para a gente chegar a um acordo. E, de repente, me veio uma sensação muito tranquila... Eu coloquei a mão em cima daquele processo gigante e falei: "Valdir, o que você podia me mostrar com esse processo, você já mostrou.

Eu já sofri o suficiente". Ele, então, me disse: "Você acha que eu não sofri?". Respondi: "Eu tenho certeza que você sofreu". Quando reconheci o sentimento dele – talvez a *Constelação* tenha me dado esse olhar –, ele falou: "Vamos encerrar o processo". E, então, todas as barreiras se quebraram – lembra.

Quando Valdir decidiu retirar o litígio, disse a Mariana:

– Você nunca mereceu esse processo. Você me ajudou muito a vida inteira...

O divórcio foi assinado, a casa vendida e os bens divididos. A história entre os dois, enfim, encerrou-se.

Quando concedeu esta entrevista, em outubro de 2017, Mariana estava grávida de quatro meses, fruto de sua união com Francisco, seu terceiro marido. Para ela, um sinal claro de que a relação que estão construindo está mais forte.

– Eu sempre tive insegurança em relação à maternidade. Um lado meu dizia que queria, o outro dizia que não. Mas o Francisco me trouxe a tranquilidade de ter alguém para me apoiar. Eu hoje me sinto parte de um casal. Não sinto mais, como antigamente, a sensação de estar em busca de algo que eu nem sabia o que era. Estou mais situada. Tem mais fluidez na minha vida – analisa.

"Todos aqueles dos quais se tenha alguma lembrança, até a geração dos avós – e, às vezes, até a dos bisavós –, afetam a família como se estivessem presentes. Principalmente aqueles que foram esquecidos ou excluídos."

Bert Hellinger

PERDAS FINANCEIRAS

Um filho lesado na herança

Manuela, 38 anos, desde os 19 administra junto com seus dois irmãos a pequena empresa fundada por seu pai, Lúcio. Torneiro mecânico de profissão, Lúcio criou, duas décadas atrás, um modelo de torrador de café e passou, então, a fabricá-lo e vendê-lo. No princípio, a família não tinha experiência administrativa e acabava tendo muitos problemas financeiros.

– De alguma forma, se ganhava dinheiro; de alguma forma, se perdia. A gente vivia administrando a dívida – resume Manuela.

Em 2009, após a entrada de um novo parceiro na empresa, a situação melhorou, a ponto de Manuela se entusiasmar para abrir um novo negócio: um bar, em sociedade com sua namorada à época. O aporte financeiro inicial foi todo feito com recursos da empresa familiar.

– Achei que ia investir "x" e ficou quase três vezes mais caro. Acabei consumindo muito das reservas da empresa do meu pai. E o empreendimento não foi bem – conta.

Dois anos depois, o relacionamento terminou e Manuela decidiu transformar o bar em um restaurante. Passou, então, a contar com a ajuda de uma *chef* de cozinha, com quem iniciou um relacionamento em seguida. O padrão do namoro anterior se repetiu:

– Eu não sou gastadeira. Sempre me contentei com o que eu tinha. Mas, de novo, estava me relacionando com uma pessoa que me fazia gastar – explica.

Em setembro de 2013, Manuela constelou sua dificuldade financeira.

A *Constelação*

A figura de Vicente, avô materno de Manuela, ficou em evidência na *Constelação*. Dono de uma fazenda de café, foi casado com Ermínia, com quem teve nove filhos – sete mulheres e dois homens. Manuela se lembra dele como um homem bonito, chefe de uma família com costumes tradicionais.

Na *Constelação*, o representante de Vicente disse que estava tendo muitos pensamentos sexuais. Mostrou-se, em seguida, a possibilidade de um segredo de família – um filho que o avô teria tido fora do casamento e que fora prejudicado na herança. Manuela, que até então não sabia nada a esse respeito, ficou surpresa:

– Eu nunca pensei na possibilidade de existir algo assim, porque a família da minha mãe é muito conservadora.

O que a moça sabia sobre a herança deixada pelo avô era que ele havia repartido suas terras ainda em vida, entre os nove filhos que teve com Ermínia, e que a distribuição havia sido pensada de forma que ninguém saísse prejudicado. A divisão da propriedade levou em conta não só o tamanho dos lotes, mas também fatores como a incidência de sol, acesso à água e outras variáveis. Em seguida, as partes foram distribuídas em um sorteio com bolas, numa espécie de bingo.

Os desdobramentos

Manuela contou à mãe a informação que viera à tona na *Constelação* e perguntou se o avô de fato tinha tido algum filho fora do casamento. A mãe de Manuela, que nunca ouvira nenhuma história dessa natureza, repassou a pergunta para uma de suas irmãs, Eliana, que lhe disse:

– As pessoas sempre comentaram que o Romualdo devia ser filho do papai, porque ele era parecido demais com os nossos irmãos.

Romualdo, já falecido, foi funcionário na fazenda que Eliana herdou de seu pai.

Manuela chegou a sugerir que a mãe se reunisse com os irmãos e, juntos, oferecessem à viúva de Romualdo a parte na herança que lhe seria de direito.

– Acredito que todo mundo teria mais sucesso financeiro se fosse feito assim. A verdade é que todos os filhos do meu avô ganharam terras e capacidade para produzir, mas ninguém ficou bem de vida. A maioria não fica tranquila financeiramente porque os filhos sugam deles – diz.

Após a *Constelação*, Manuela e seus irmãos conseguiram separar as finanças da empresa de suas despesas pessoais. Definiram o salário de cada um e a participação nos lucros, e não mais usaram recursos do negócio familiar para outros empreendimentos.

Manuela conseguiu fechar o restaurante que lhe dava prejuízo e terminou com a namorada, que, em sua visão, a levava a gastar mais do que podia. Hoje ela está em um novo namoro e sem dívidas.

– No meu relacionamento atual, a gente divide tudo. Agora eu consigo me manter, ter minhas reservas, fazer viagens internacionais... Eu me equilibrei financeiramente. Não vivo para o dinheiro, mas também não tenho mais problema com ele – diz.

"Na família atuam destinos que concernem, tocam e influenciam a todos."

Bert Hellinger

DEPRESSÃO PÓS-PARTO

Relato de uma mulher que se sentiu abandonada

Aos 32 anos, Joyce engravidou de sua primeira filha. Uma gravidez planejada, durante a qual ela se sentiu muito feliz.

– Nunca me senti tão bem. Parecia que eu estava curada de qualquer problema que pudesse ter na vida.

A lembrança da felicidade que Joyce sentiu nesse período contrasta com o histórico de ansiedade e depressão que tinha desde a adolescência.

Não eram quadros extremos, mas ela se tratava com medicamentos e psicoterapia para conviver melhor com os sintomas.

Depois de dar à luz, no entanto, Joyce viu as coisas mudarem.

– Parece que, a partir do momento que eu abri os olhos, quando passou o efeito da anestesia, tudo ficou ao contrário.

A obstetra de Joyce, com quem ela havia se consultado uma semana após a alta hospitalar, notou que algo não ia bem.

– Ela me indicou uma psiquiatra e, pessoalmente, ligou para o meu marido. Disse que era muito importante que ele me levasse.

Com receio de sair de casa, Joyce acabou não indo à psiquiatra de imediato. O diagnóstico de depressão pós-parto e o início do tratamento com medicação ocorreram apenas quarenta dias depois. Durante esse período – e até que os remédios começassem a fazer efeito, dali a mais vinte dias –, Joyce ficou abrigada na casa dos sogros, no interior de São Paulo, enquanto uma babá ajudava a cuidar da criança.

Dos dois primeiros meses de vida da filha, ela não tem lembrança.

– Eu só dormia. E os momentos em que eu ficava acordada eram desesperadores – lembra.

Quando a medicação psiquiátrica começou a fazer efeito, ela retornou para casa, em São Paulo. Mas ainda remoía uma sequência de paranoias.

A principal delas foi ter desenvolvido uma aversão completa aos sogros, que ela e o marido costumavam visitar a cada quinze dias, nessa época.

– Voltar lá, depois daquilo tudo, era muito difícil. Só à base de calmante. Não conseguia sequer olhar para eles. Ninguém entendia por que eu estava com ódio daquelas pessoas que tanto me ajudaram. Nem eu entendia. Nunca tinha sentido isso por ninguém. Estava ficando louca.

Joyce também sentia ciúme do marido com a filha, a ponto de não gostar de deixá-la sozinha com ele.

– Eu achava que ela ia gostar mais dele do que de mim. Me incomodava quando meu sogro dizia que a minha filha só se acalmava no colo do pai.

O tempo passava e Joyce não estava tendo melhora significativa com os medicamentos e a psicoterapia. A obstetra que a acompanhava em todo esse processo sugeriu-lhe, então, o trabalho de *Constelação*.

Quando a filha estava com um ano e meio de vida, Joyce aceitou a sugestão.

A *Constelação*

O *campo* familiar de Joyce mostrou que ela estava ligada, nesse caso, à avó materna, que faleceu antes de ela nascer.

– Ela sofreu bastante o peso de ser mãe. Teve quatro filhos, que a consumiam muito. Embora eu não a tenha conhecido, lembro-me de minha mãe dizer que tinha pena da minha avó, porque ela era uma mulher bonita, mas maltratada. Estava sempre muito ocupada em dar tudo para os filhos – diz.

Durante a *Constelação*, Joyce emocionou-se ao perceber que carregava o mesmo sentimento da avó – assim como ela, sentia-se abandonada depois que se tornou mãe.

– Eu fui uma grávida em repouso, fiquei internada, porque tive dilatação precoce. Fui muito paparicada. E, de um dia para o outro, eu não tinha mais nada disso. As pessoas ficavam todas em cima do bebê e mal me cumprimentavam. Eu fiquei enfurecida – diz.

Os desdobramentos

Joyce saiu da *Constelação* sentindo um grande alívio.

– Isso foi o que me marcou mais, porque fazia muito tempo que eu não tinha essa sensação. Eu carregava o peso de não ter conseguido cuidar da minha filha nos primeiros meses de vida dela.

Pela primeira vez desde que iniciara o quadro de depressão pós-parto, Joyce teve alguma resposta para suas angústias, ao tomar consciência de sua herança ancestral.

– Até então eu não tinha resposta para nada. Por que eu sentia aquele ódio? Eu olhava para a minha vida e achava que estava tudo errado. Como eu tinha me casado com aquele homem? Eu não estava conseguindo lembrar por que tinha escolhido tudo aquilo.

A melhora no quadro emocional de Joyce e em suas relações familiares veio seis meses depois.

– Fui avisada de que, às vezes, a situação piora logo após a *Constelação*, antes de começar a melhorar. E eu realmente passei uns meses muito intensos. Vinte e quatro horas por dia eu pensava na desculpa que daria para não ter que ir para a casa dos meus sogros no fim de semana. Vivia brigando com meu marido. Se ele mandasse uma foto da minha filha para os pais dele, eu já ficava irritada. Se a minha filha chamasse pelos avós, eu ficava brava.

Pouco a pouco, Joyce começou a enxergar a situação de modo diferente.

– Parece que as coisas foram clareando. Eu fui vendo que não tinha nada de errado com a minha família. Aquelas pessoas que eu olhava com raiva só querem o meu bem, querem o bem da minha filha. O meu marido, que eu achava que não me compreendia e não me ajudava, aguentou bastante coisa. Foi muito pesado para ele também. Outra pessoa talvez não tivesse dado conta.

Joyce diz que a vida, agora, caminha "praticamente normal".

– Eu ainda sou bastante apegada à minha filha. Mas talvez seja coisa de mãe... Trabalho o dia todo, então, quando estamos juntas, quero aproveitar. E hoje até considero isso bom, porque no começo eu não queria ficar sozinha com ela. Olho para trás e parece que não era eu.

"Uma criança se submete ao grupo de origem sem questionar. (...) Experimenta esse vínculo como amor e felicidade, quer ela possa florescer, quer tenha de murchar no grupo."

Bert Hellinger

CRIANÇA COM DIFICULDADE DE DORMIR

O vínculo indissociável entre irmãos gêmeos

Sílvia queria muito ser mãe. Com dificuldade para engravidar naturalmente, buscou ajuda médica. Por meio de um procedimento de fertilização *in vitro*, nove óvulos foram colhidos de seus ovários. A fecundação dos óvulos, feita em laboratório, deu certo com sete deles, resultando em sete embriões. Desses, dois se desenvolveram a ponto de terem condições de ser implantados em seu útero. O médico preveniu Sílvia e seu marido de que os embriões resultantes do procedimento estavam com pouca chance de vingar. Mas, para a felicidade do casal, um deles foi adiante na gestação. Nove meses depois nasceu Tom.

Quando o filho tão desejado de Sílvia completou um ano de idade, ela estava em estado de absoluta exaustão.

– Ele não conseguia dormir. Ficava inquieto, ranhetava, falava... Eu tinha que levantar umas sete vezes por noite. Esperei até um ano para ver o que era normal da criança e o que não era. Como não melhorou, resolvi constelar o sono dele – conta.

A *Constelação*

Inicialmente, o *campo* mostrou uma ligação entre Sílvia e sua avó paterna. A mãe de seu pai teve *nove* gestações, mas apenas *sete* filhos nasceram. Ela perdeu *dois*. Os números são os mesmos que apareceram no processo de fertilização de Sílvia – *nove* óvulos, *sete* embriões, *dois* gestados em seu útero, embora, ao final, apenas um tenha vingado.

Apesar de racionalmente ter a consciência de ter perdido um dos embriões implantados, Sílvia não viveu essa experiência como a perda de um filho, à época.

– Eu queria muito engravidar. Fiquei tentando durante dois anos e meio. Quando fiz a fertilização, não queria saber se os dois embriões tinham vingado; queria saber se eu estava grávida. Em nenhum momento olhei com sentimento para o embrião que perdi. Na *Constelação*, foi a primeira vez que o vi como um filho. E tive a sensação de ter perdido um filho. Um momento de dor e emoção – conta.

O encontro com a criança que perdeu foi tão profundo que Sílvia quis até lhe dar um nome: Rafael.

Depois de mostrar o emaranhado entre Sílvia e sua ancestralidade paterna, a *Constelação* se direcionou para o lado materno. Ficou clara, então, uma ligação entre Tom, seu filho, e Denise, sua mãe.

Denise é a terceira de quatro filhos. Seu irmão mais novo morreu ainda bebê, com um problema no coração – e ela, então, ficou sendo a caçula da família. Célia, a mãe de Denise, tomou chás abortivos tanto na gestação dela quanto na gravidez do mais novo, que acabou falecendo.

A *Constelação* mostrou que a forte depressão que acometia Denise era sintoma da dificuldade que ela tinha de assumir a própria vida, tão ligada estava a esse irmão que não sobreviveu – e cujo lugar de caçula ela ocupou.

Mesmo que involuntariamente, Denise se beneficiou com a morte de seu irmão. Se a criança tivesse sobrevivido, com o grave problema de saúde que tinha, demandaria muito da mãe e Denise receberia menos atenção.

Da mesma maneira que sua avó Denise, Tom também perdeu um irmão – o embrião com quem compartilhou o útero de sua mãe durante alguns dias. A dificuldade que o menino tinha para dormir trazia de volta a memória de seu irmão. Não existe vínculo mais forte do que aquele entre irmãos gêmeos. Além disso, trazia à tona a memória do irmão de sua avó. Na visão da *Constelação*, a função de qualquer sintoma persistente – seja ele parte de uma doença ou qualquer outro incômodo que não se resolva – é sempre retomar a memória de um antepassado e dar-lhe seu respectivo lugar na família.

Os desdobramentos

No mesmo dia em que Sílvia fez essa *Constelação*, Tom dormiu a noite inteira, sem interrupções. No dia seguinte, a mesma coisa.

– A princípio, eu não botei fé de que isso era um movimento da *Constelação*. Depois, eu entendi que o sono dele tinha mudado mesmo.

Quando Sílvia deu seu depoimento para este livro, oito meses depois de constelar o problema do filho, ele seguia dormindo bem.

– Hoje, ele tem um sono normal. Às vezes desperta um pouco para mudar de posição, mas eu não tenho que levantar por causa disso. Não tenho que perder o meu sono como antigamente, nem fico no nível de exaustão que eu ficava – compara.

Depois da *Constelação*, Sílvia colocou um anjinho no quarto de Tom como forma de simbolizar a presença de Rafael. De tempos em tempos, fala para o filho sobre o irmão.

– Explico para o Tom que o irmãozinho dele virou uma estrela no céu e que, de lá, ele o acompanha. Trago sempre o irmão de uma maneira muito carinhosa. E agradeço, porque ele foi – e é – muito importante em nossas vidas.

A mãe e a avó de Sílvia também se beneficiaram com a *Constelação*.

Sem saber o que Sílvia estava fazendo naquela manhã, em meados de 2017, Denise teve uma conversa profunda com sua mãe, Célia, quase ao mesmo tempo em que Sílvia acessava seu *campo familiar*.

– Nessa conversa, a minha avó desabafou que carregava uma culpa muito grande pela morte do filho mais novo. E a minha mãe, que sempre foi muito durona, pela primeira vez abraçou a mãe dela e disse que a amava muito. Falou também o quanto estava precisando dela naquele momento de depressão que estava enfrentando.

Sílvia soube dessa conversa no fim da semana, quando foi visitar a mãe. E constatou que o diálogo que as duas tiveram foi igual ao de suas representantes na *Constelação*:

– A minha mãe me contou sobre a conversa que teve com a minha avó e eu perguntei quando aquilo tinha acontecido. Ela disse que tinha sido na segunda-feira, por volta das nove horas da manhã. Eu fiz a minha *Constelação* no mesmo dia, por volta das oito e meia.

Após esse episódio, a depressão de Denise melhorou consideravelmente.

– A minha mãe conta de uma maneira muito clara que, nesse dia, depois da conversa com a minha avó, ela deu um suspiro e aquele mal-estar todo que ela vinha sentindo passou – diz Sílvia.

Algum tempo depois, Denise confidenciou a Sílvia que também haviam passado as crises de choro e a sensação de angústia que tinha toda vez que o neto estava aos seus cuidados – algo de que Sílvia nem tinha conhecimento até então.

Voltando no tempo

A *Constelação* que fez sobre o sono de Tom ajudou Sílvia a compreender melhor uma *Constelação* que havia feito antes, também ligada à maternidade. O tema, nessa época, foi sua dificuldade de engravidar.

Era o mês de agosto de 2015 e Sílvia estava prestes a fazer a fertilização *in vitro*. Seis meses antes, havia tentado duas inseminações artificiais que, apesar de todos os indicativos de que dariam certo, acabaram não sendo bem-sucedidas.

Nessa *Constelação*, mostrou-se a ligação entre Sílvia e sua avó paterna, Luzia. Luzia tentou se matar pouco depois de dar à luz seu filho caçula – o pai de Sílvia. Ela entrou na correnteza de um rio com o filho no colo. Os dois foram salvos por desconhecidos.

– Tem gente que fala que ela teve um surto psicótico. Eu acho que deve ter sido uma depressão pós-parto – diz.

Luzia passou algum tempo internada num hospital psiquiátrico. O marido trabalhava na lavoura e uma comadre ficou cuidando da criança recém-nascida e de seus seis irmãos.

– O que apareceu nessa *Constelação* é que minha avó enlouqueceu por causa dos filhos. Ela trabalhava muito em casa, sozinha, com as crianças. Meu avô era mulherengo. Quando ela soube que a minha mãe estava grávida de uma menina, disse: "Você tem que tirar. Mulher só vem ao mundo pra sofrer". E realmente essa foi a vida da minha avó. Ela casou para sair da casa do pai, que a fazia de empregada, e teve uma vida dura com o marido também.

Inconscientemente identificada com essa avó, Sílvia talvez estivesse se afastando da maternidade para não enlouquecer também, apesar de toda a vontade que tinha de ser mãe. Psicóloga de profissão, nessa

época ela passava os dias no consultório atendendo crianças que "davam muito trabalho".
– A minha bênção vem desse lugar de poder ter filhos sem enlouquecer – diz.

"Os sentimentos decisivos são, no fundo, a dor e o amor."

Bert Hellinger

DEPRESSÃO E PARALISIA

Sentimentos do passado reeditados em novas situações

Glória, 34 anos, é uma moça que sempre gostou de estudar. Fascinada por viagens e idiomas, até já se arriscou a aprender sozinha a língua chinesa. Advogada de profissão, divide boa parte do seu tempo entre os livros e os cuidados com o sobrinho, Ramon, de 9 anos. Ela mora com os pais, o irmão – pai de Ramon – e a criança.

Glória dedicou os últimos dez anos de sua vida às tentativas de passar em um concurso para juíza. Chegou a parar de advogar, durante um período, para se preparar com mais afinco. Mas, apesar de toda a dedicação e do histórico de aluna com notas altas, não conseguiu ser aprovada.

– Me dava branco na hora da prova. Tinha épocas em que eu precisava fazer um esforço enorme para estudar: lia e relia as coisas e não entendia. Uma vez, passei para a terceira etapa de um concurso, mas precisei abandonar, porque descobri um tumor e tive que fazer uma cirurgia. Sempre acontecia alguma coisa que não dava certo. Para mim, que nunca tive dificuldade com estudos, não fazia o menor sentido eu não conseguir passar – diz.

A frustração de não ter seu objetivo cumprido e de ter a vida profissional paralisada acabava somatizada em dores físicas – nos joelhos, nos ombros, nas articulações de forma geral. Diagnóstico de tendinite, meses seguidos de fisioterapia e nada resolvia.

E, a cada ano transcorrido na mesma situação, Glória sentia mais raiva, vergonha e depressão. Sentimentos que não eram só seus, segundo descobriu ao constelar o tema.

A *Constelação*

– Nessa *Constelação*, eu vi o quanto estava ligada à mulher com quem meu pai teve uma filha, antes de se casar com a minha mãe. Ela foi muito apaixonada por ele. Dizem que até hoje fala em meu pai. A mesma fixação que ela tinha por essa paixão eu tinha pelo concurso. A mesma vergonha que ela sentia por ter engravidado solteira eu sentia cada vez que não passava na prova, depois de tantos anos. A vida de obrigação, de só trabalhar e cuidar de criança, também é a mesma. Assim como essa mulher cuidou sozinha da filha, sem um marido, eu cuido do meu sobrinho. A raiva que ela tinha de não ter uma família eu também sinto; não deixo nenhum homem se aproximar de mim.

Os desdobramentos

As ligações mostradas na *Constelação* fizeram tanto sentido para Glória que, um mês depois, ela tomou uma importante decisão: não mais prestar o concurso ao qual vinha se dedicando havia uma década.

– Quando você entende uma coisa com o coração, é capaz de mudar, com tranquilidade, uma decisão da qual estava absolutamente convicta. Senti um alívio enorme na hora que decidi isso. E, quando contei para a minha mãe, a primeira reação dela foi dizer: "Graças a Deus! Isso não tem nada a ver com você".

Glória diz que, um mês depois de tomar essa decisão, as dores que sentia no corpo desapareceram.

– As pessoas me encontram, sem saber de nada do que se passou, e me dizem que eu estou com uma cara ótima – diz.

A percepção alheia combina com o sentimento de libertação que ela diz estar sentindo depois dessa mudança interna.

As pedras do caminho

Glória conheceu o trabalho de *Constelação* em 2006. E, olhando em retrospecto, diz perceber que outras constelações abriram caminho para chegar até essa, que envolveu diversos aspectos de sua vida – além da profissão, também questões de saúde, autoestima, finanças, família e a relação com figuras masculinas.

– A sensação que eu tenho é de que a gente tem várias pedras no caminho. E, à medida que vai tirando as pedras que ficam em cima, vão aparecendo as pedras de baixo, maiores. Parece que agora cheguei à raiz da questão – analisa.

Uma das primeiras "pedras" que a *Constelação* ajudou Glória a remover foi uma forte depressão que teve quando ainda estava na faculdade. Nessa época, largou o estágio que fazia e passava longos períodos no quarto chorando, escondida. Perdeu o apetite e a vontade de encontrar pessoas. Não via graça em nada. Quando saía na rua, pensava em ser atropelada. Estava sob acompanhamento de um psicoterapeuta quando veio o diagnóstico de depressão. Chegou a tomar antidepressivo durante quatro ou cinco meses, mas só começou a sentir melhora em todo aquele mal-estar depois que constelou o assunto.

– Na depressão, eu me vi ligada ao meu bisavô por parte de pai. Ele ajudava muitas pessoas e, ao dar de comer a um pessoal que tinha lepra, contraiu a doença. Ficou trancado em um hospital durante muitos anos e não podia receber visitas. Caiu numa depressão enorme. Eu trazia a energia dele. Depois da *Constelação*, fui melhorando. Ao longo dos meses, voltei a encontrar as amigas; fui retomando o interesse de ler as coisas de que gostava; me peguei rindo, recuperando a graça nas coisas; e passei a atravessar a rua com atenção aos carros de novo. Nunca mais perdi o interesse de viver.

"A pior coisa que pode acontecer a uma criança é ser excluída da família."

Bert Hellinger

ADOÇÃO E MATERNIDADE

A filha de duas mulheres que não puderam ser mães

Lorena e Guilherme estavam juntos havia quatro meses. Os dois, que já haviam sido casados anteriormente, conversavam sobre uma nova união. Ele, 39 anos, chefe de escoteiros, era louco por crianças e tinha deixado clara a sua vontade de ser pai. Ela, aos 36, embora não tivesse a maternidade como um sonho, decidiu se abrir a essa possibilidade. Consultou-se com seu médico, à época, e ouviu dele a sugestão de suspender o uso de anticoncepcionais, pois poderia levar cerca de dois anos para engravidar.

– Eu também achava que ia demorar porque tomava pílula fazia vinte anos. No dia 25 de dezembro, parei com o anticoncepcional. No dia 27 de janeiro, descobri que estava grávida. Meu marido ficou muito feliz. E eu, desesperada – conta.

A gestação não foi adiante, no entanto. Durou apenas dois meses. Tempo suficiente para Lorena ter passado a gostar muito da ideia de ter um filho.

Depois desse episódio, ela tentou engravidar novamente durante quase um ano, sem sucesso. Resolveu constelar sua relação com a maternidade.

A *Constelação*

Ao apresentar sua dificuldade, Lorena descobriu que uma parte importante de sua história não era tão bem resolvida quanto pensava.

Ela foi adotada por Glória e Armando com três dias de vida, enquanto ainda se recuperava de uma icterícia, na maternidade. Sua mãe biológica – uma jovem universitária, na época – foi forçada pelos pais a entregá-la assim que nasceu. Até onde Lorena sabe, seu pai biológico nem ficou sabendo da gravidez.

Os pais adotivos de Lorena nunca esconderam sua origem.

– Ainda criança, quando eu perguntava para a minha mãe se eu tinha saído da barriga dela, ela dizia que eu tinha vindo do coração dela. Ela e meu pai sempre falaram com gratidão sobre os meus pais biológicos – diz.

O fato de Lorena ter conhecido sua história desde cedo e de forma leve fez com que, durante muito tempo, ela acreditasse que esse era um território tranquilo, sem conflitos. Na *Constelação*, no entanto, ela descobriu o sentimento de rejeição que sentia.

– Eu percebi que tinha raiva de ter sido abandonada. Sentia que ela não me quis.

A *Constelação* mostrou que, em sua dificuldade de engravidar, Lorena estava ligada tanto à sua mãe biológica quanto à sua mãe adotiva.

– Minha mãe adotiva nunca chegou a engravidar, porque meu pai adotivo não pode ter filhos. E minha mãe biológica não pôde ser minha mãe – assim como eu não pude ser mãe do meu primeiro filho.

Na *Constelação*, a representante de Lorena disse a cada uma das mães:

– Eu a segui no seu caminho, em homenagem a você. Mas agora vou seguir o meu destino. Devolvo o que é seu. Tomo a vida com amor e vou fazer diferente.

Os desdobramentos

Quatro meses após a *Constelação*, Lorena ainda não havia conseguido engravidar. Desacreditada de que poderia ser mãe, disse ao marido que ele estava livre para seguir sem ela.

– Foi difícil para mim, mas eu sabia que o sonho da vida dele era ser pai.

Armando tranquilizou Lorena e disse a ela que não se preocupasse com isso. Um mês depois dessa conversa, ela estava grávida.

– Descobri a segunda gravidez no mesmo dia que descobri a primeira: dia 27 de janeiro. E, pelas contas dos médicos, também engravidei na mesma data: no dia 7. Passei a gestação inteira em pânico, com medo de perder de novo a criança, por causa da repetição das datas. Não conseguia acreditar que estava grávida.

Lorena conta que, depois de ter tido filhos, mudou muito sua percepção sobre sua mãe biológica.

– Já na minha primeira gestação, que durou apenas dois meses, eu entendi tudo. Perder um filho é muito ruim. Fico imaginando a dor da minha mãe, que me carregou na barriga até o final da gravidez e depois me entregou. Passei a ter um sentimento de amor por ela. Um amor diferente, de gratidão pela vida.

Quando foi entrevistada para este livro, Lorena estava às voltas com os cuidados de um bebê de 42 dias e lidando com o ciúme de sua menina de 2 anos e seis meses. Apesar da rotina atribulada, afirma:

– Se eu pudesse, teria mais uns quatro.

"Posso escolher entre vários caminhos diferentes, mas para onde eles me levam, isso é predeterminado."

Bert Hellinger

ROMPIMENTO NA FAMÍLIA

As consequências de negar a própria raiz

O ano de 2003 inaugurou uma fase longa, difícil e que parecia não ter saída na vida de Joana. Em 20 de dezembro, ela caminhava ao lado do marido, na cidade onde mora, em Minas Gerais, quando recebeu uma ligação. Era Vinícius, amigo de seu filho Carlos, dando a notícia de que ele havia sofrido um grave acidente enquanto participava de um campeonato de paraquedismo em Boituva, interior de São Paulo.

Joana tomou um susto. Ela nem sequer sabia que o filho, na época com 26 anos, saltava de paraquedas. Imediatamente seguiu até Belo Horizonte, onde se encontrou com a filha caçula Isabela, e, de lá, as duas tomaram um voo para São Paulo. No aeroporto, foram recebidas por Vinícius e também por Paula, que se apresentou como namorada de Carlos – outra novidade para Joana. De lá, os quatro seguiram para Sorocaba, onde o rapaz estava sendo operado.

Com duas fraturas expostas na perna esquerda, o fêmur direito quebrado e uma série de outros ferimentos, o rapaz ficou internado em Sorocaba durante dois meses. Em seguida, foi levado para o apartamento da família, em Belo Horizonte, onde fez outras cirurgias. Colocou placas, enxertos, pinos e fixadores nas pernas, repousou e fez fisioterapia.

A namorada de Carlos – conta Joana – visitava seu filho todos os fins de semana, durante os seis meses de tratamento e de recuperação na capital mineira. Mas não parecia disposta a se relacionar com sua família.

– Ela, dentro do meu apartamento, não conversava comigo. Era um clima desagradável – lembra.

Assim que o rapaz conseguiu voltar a caminhar, com o apoio de muletas, retornou com a namorada para Brasília, onde vivia desde os 21 anos. E cortou contato com a família. Não telefonava, quase nunca atendia ligações, não recebia os parentes em casa nem lhes fazia visitas. Apenas duas vezes por ano, o pai de Carlos avisava, pelo celular, que ele e a esposa iriam a Brasília vê-lo. Hospedavam-se num hotel, marcavam hora e encontravam o Carlos em um restaurante. Eram encontros muito formais. Sem abraços, nem "como você está?", "do que você está precisando?"... Falavam só de assuntos que não tinham nada a ver com a família. Parecia uma conversa entre colegas de trabalho. Em seguida, iam embora.

A *Constelação*

Após cinco anos, quando Joana já não sabia o que fazer para se reaproximar de Carlos, sua filha, Isabela, que também estava todo esse tempo distante do irmão, falou-lhe sobre o trabalho de *Constelação*. Mesmo sem entender exatamente do que se tratava, Joana decidiu fazer uma tentativa, em busca de algo que pudesse ajudá-la a compreender o que estava acontecendo.

Estamos, agora, em setembro de 2009.

Durante o trabalho de *Constelação*, o representante de Carlos passou o tempo todo deitado, sem conseguir mexer as pernas. O rapaz só sentiu forças para se levantar quando entrou no *campo* a figura de seu tataravô – bisavô de Joana por parte de pai –, um judeu que deixou Portugal e trocou de sobrenome ao chegar ao Brasil, fugindo da guerra.

– Quando fiz essa *Constelação*, eu nem sabia desse bisavô, ninguém falava dele. Era como se a família do meu pai tivesse começado a partir do meu avô. Tempos depois, por meio de informações colhidas na família, é que eu soube que ele tinha fugido da guerra e mudado de nome. Mas, mesmo sem entender bem essas coisas, na época eu senti que algo tinha sido liberado. Saí da *Constelação* com alívio. E vi as mudanças depois – relata.

A ligação entre Carlos e o tataravô se mostrou justamente por meio do afastamento familiar. O tataravô precisou negar sua origem e cortar laços com a família, quando trocou de sobrenome e foi viver em outro país, para garantir a própria sobrevivência. Por causa desse rompimento, ele pôde construir sua família no Brasil – família à qual Carlos pertence e à qual deve a vida. Mesmo sem saber, o rapaz reeditou essa história quando foi viver em outra cidade e deixou de partilhar a vida com seus pais e sua irmã durante todos esses anos. Joana, por sua vez, sentiu a mesma dor sentida pela mãe de seu bisavô.

Os desdobramentos

Três meses após a *Constelação*, sem nada comentar com o filho, Joana recebeu uma ligação dele pela primeira vez em cinco anos. Era Natal. Em fevereiro, no dia do aniversário de Joana, Carlos ligou novamente para lhe desejar felicidades. E outra vez, em março, no aniversário do pai; e, dali em diante, em todas as datas comemorativas. Em 2010, o rapaz aceitou o convite para ser testemunha no casamento civil da irmã, em Rondônia.

Era uma cerimônia simples, para cerca de vinte familiares, marcada para as 15 horas. Carlos se programou para chegar de manhã. Mas seu voo saindo de Brasília, com escala em Cuiabá, atrasou e ele perdeu a conexão.

– Quando meu filho ligou avisando sobre o voo, a gente achou que ele não ia mais. Mas ele alugou um carro e foi dirigindo 700 quilômetros para chegar ao casamento – recorda-se Joana.

Para contar com a presença do irmão, Isabela adiou a cerimônia para a noite e transferiu a celebração do cartório para sua própria casa. A partir desse episódio, quebrou-se, de vez, o gelo entre Carlos e sua família.

Hoje, Carlos é padrinho dos dois filhos de Isabela. Ele também teve um bebê e pede ajuda da mãe, em certos períodos, para os cuidados com a criança.

– No fim do ano, vou passar quase vinte dias com eles. Minha nora vai voltar a trabalhar e eles me pediram ajuda nessa fase de transição – diz Joana, satisfeita.

A nora em questão não é a moça que Carlos namorava quando houve o acidente. Algum tempo depois da *Constelação*, eles se separaram.

– Na época, eu fiquei achando que a culpa de tudo o que estava acontecendo era dessa moça. Hoje eu já não vejo dessa forma. Acho que nós tínhamos que passar por isso e precisava dela para acontecer o que aconteceu – Joana pondera.

Joana considera que a ligação familiar se tornou mais forte depois de tudo o que houve. Hoje, mãe e filho compartilham mais a vida um do outro – embora ainda não consigam falar sobre o período de afastamento. Para Joana, o que interessa é que a *Constelação* "ajudou a consertar o que estava errado".

"Aceitar o que a vida oferece possibilita conseguir o que se deseja."

Bert Hellinger

DESAFIOS DA CONSTELAÇÃO

A importância de confiar no sistema

Como disse logo na introdução deste livro, a *Constelação Familiar* se tornou muito mais do que uma ferramenta de trabalho para mim. Ela se tornou minha filosofia de vida. Nos últimos quinze anos, vivi algumas situações que me fizeram entender a importância de assumir o pensamento sistêmico integralmente. Na última história narrada aqui, vou contar um episódio pessoal que contribuiu muito para esse aprendizado.

Quando completou 18 anos, meu filho Ricardo foi aprovado em Engenharia Mecatrônica na USP, um dos cursos mais concorridos da instituição. Enquanto aguardava o início das aulas, cumpria a obrigação de se alistar no serviço militar. Mera formalidade, supúnhamos.

Após a terceira ida ao quartel, no entanto, ele saiu de lá intrigado. Ao chegar em casa, em um fim de tarde, comentou comigo:

– Mãe, estão tirando medida da minha cabeça para o quepe.

Pela primeira vez, ele cogitou a possibilidade de ser recrutado. Eu, que também estava certa de que ele seria dispensado, levei um susto:

– Pelo amor de Deus, você falou que passou na USP e que o seu curso é em período integral?

– Falei... – ele respondeu, reticente.

E emendou, decidido:

– Mãe, se for preciso, eu fujo ou quebro um braço, mas não vou servir no Exército.

Imediatamente, pensei: "Isso não faz sentido. Eu nunca vi nenhum jovem que passou em Medicina ou em outro curso muito disputado ter de interromper os estudos para servir no Exército... Isso deve ser sistêmico".

Em seguida, liguei para o meu pai e contei o que estava acontecendo. Irritada, desabafei:

– Pai, o Exército pegou o Ricardo. Eu tenho certeza que alguém na família do Paulo deixou de servir – disse, referindo-me aos familiares do meu marido.

Meu pai, ao me ouvir, riu e revelou o que até então era um segredo da nossa família:

– Não foi na família do Paulo, não. Foi na sua própria família. Seu avô foi embora da cidade dele para não servir no Exército. Ele e um amigo embarcaram em um trem e fugiram para Campinas – contou.

Fiquei muda. Prontamente, entendi que o Ricardo estava repetindo a história do meu avô. Desliguei o telefone e chorei uma tristeza profunda, durante quase uma hora. Em seguida fui dormir, sentindo-me impotente, como a mãe do meu avô deve ter se sentido ao ver o filho ir embora.

No dia seguinte, quando acordei, Ricardo já havia saído para se apresentar em mais uma etapa do recrutamento. Liguei para ele, que atendeu o celular no carro, a caminho do quartel.

– Filho, você sabe aquela foto que tem na sala aqui de casa, onde estão sentados o seu bisavô e a sua bisavó, com o seu avô atrás deles, em pé, ao lado dos irmãos?

– Sei... – ele respondeu.

– Pois então. Esse seu bisavô fugiu para não servir no Exército.

Ricardo, que havia anos acompanhava o meu trabalho, sabia da força dos nossos ancestrais dentro de nós. Ricardo entendeu que cumprir o serviço militar poderia não ser uma questão de escolha para ele. E, diante da profundidade da situação, disse apenas:

– Tô ferrado...

Depois de alguns segundos em silêncio, pediu ajuda:

– Mãe, o que eu faço?

Naquele momento, sem que eu tivesse elaborado algo antes, eu o orientei:

– Você vai passar pelo portão do quartel imaginando que seu bisavô está com você, te conduzindo. E, assim que encontrar algum soldado, peça para falar com o comandante. Quando estiver com ele, você vai dizer: "Comandante, eu quero servir no Exército, estou à disposição. Mas fui aprovado na USP e o meu curso é em período integral. O que eu posso fazer para não perder o meu esforço? Posso servir à noite, se for necessário".

Disse a ele para não pedir dispensa do serviço militar porque ele precisava se dispor a fazer o que o bisavô não pôde – servir no Exército de seu país. Só assim ele teria chances de reparar a história do passado.

Desliguei o telefone e, surpreendentemente, senti uma profunda calma. Eu não tinha absolutamente nada a fazer, a não ser confiar. Ricardo seguiu minhas instruções e depois me contou que, ao chegar, logo viu um soldado e pediu para falar com o superior dele. Enquanto aguardava, sentou-se em um banco de madeira. Ao seu lado estava outro rapaz, que, tendo ouvido a conversa, perguntou:

– Você passou na USP?

Ricardo disse que sim.

– Eu também passei. Você fala de mim? – o jovem pediu.

Meu filho fez que sim com a cabeça.

Quando o soldado voltou, chamando Ricardo a seguir para a sala do comandante, ele se levantou e disse que o outro rapaz estava na mesma situação que ele.

Fim da história: Ricardo foi liberado do serviço militar junto com o outro jovem. "Coincidentemente", os dois foram parar na mesma classe da universidade. Esse rapaz, reeditando a história do passado, representou o amigo do meu avô – aquele que fugiu do Exército junto com ele.

Não é nada fácil para uma mãe ver um filho ir embora e resignar-se com isso. Quando percebi a origem sistêmica da situação, aceitei-a de imediato, ainda que tenha ficado triste. Só reconhecendo o sentimento da minha bisavó eu pude assumir uma postura capaz de restaurar o equilíbrio sistêmico da situação. As orientações que dei a Ricardo funcionaram como os movimentos feitos em uma *Constelação Familiar*.

Nessa história, em que eu e meu filho reeditamos situações e sentimentos vividos por nossos familiares, as três ordens do amor haviam sido transgredidas:

Equilíbrio entre dar e receber

Por não ter cumprido o dever que tinha perante seu país, meu avô não pôde receber nada de sua nação. Passou a vida morando em um sítio, trabalhando na lavoura, sem prosperar. Uma vida na reserva. Os desertores, em geral, ficam mesmo meio escondidos, sem coragem de se mostrar ou de ousar na vida, por culpa de não terem ficado ao lado dos que cumpriram com sua obrigação de prestar o serviço militar, correndo o risco de ir a combate, ferir-se, mutilar-se ou até morrer. Então, no fundo, a alma dele não achava justo tomar a vida por inteiro.

Esse episódio me permitiu olhar para a história do meu avô com muito respeito. Se ele não tivesse tido essa atitude aparentemente "covarde", o rumo da nossa família teria sido outro e eu não teria nascido.

Hierarquia

Como meu avô passou a vida retraído, meu pai acabou assumindo seu lugar, tomando a frente da família. Em uma inversão da hierarquia entre pai e filho, cuidou de todos, levando-os para viver na capital paulista, o que lhes permitiu ter uma vida melhor, mesmo com muita luta. Meu pai é quem acabou indo para a "guerra".

Pertencimento

A família, durante muito tempo, guardou segredo sobre a infração cometida por meu avô, e, inconscientemente, fez com que sua história fosse esquecida.

A situação vivida por meu filho e por mim revelou para a família uma nova memória desse antepassado e nos permitiu reconhecer que uma atitude aparentemente errada acabou por ser determinante para o destino da família.

"Os pais dão aos filhos o que antes tomaram de seus pais e o que, como casal, tomaram um do outro."

Bert Hellinger

A VIDA VEM DE MUITO LONGE...

Você consegue imaginar quantas pessoas foram responsáveis pela sua vida? É simples fazer a conta. Se recuarmos 300 anos na nossa história, teremos, aproximadamente, 11 gerações: 2 pais, 4 avós, 8 bisavós, 16 tataravós, 32 tetravós, 64 pentavós, 128 hexavós, 256 heptavós, 512 octoavós, 1.024 eneavós e 2.048 decavós. Ou seja, 4.094 ascendentes diretos – sem contar aquelas pessoas que, na visão da *Constelação*, passam a integrar o sistema que gerou a nossa vida, por terem criado laços profundos com a nossa família, ao serem por ela prejudicados ou por terem prejudicado algum de nossos ancestrais.

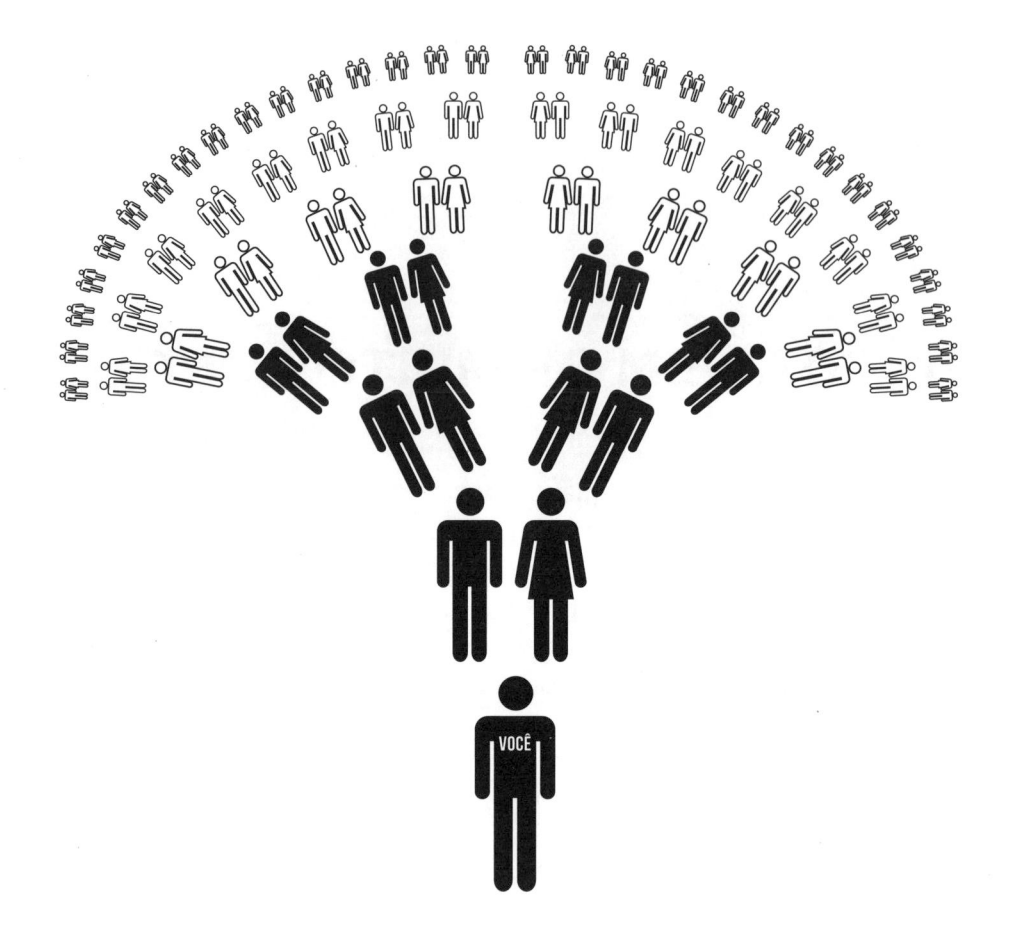

Quantas perdas essas pessoas tiveram? Quantos sacrifícios e escolhas difíceis fizeram? Quantas guerras viveram? Quanta fome passaram? Quanto lutaram? E todas elas foram vencedoras. Afinal, a vida chegou até você. Portanto, viva e faça valer a pena!

"A felicidade é calma."

Bert Hellinger

MENTALIZAÇÃO

Somente reverenciando e agradecendo tudo o que a vida lhe deu, você pode receber mais da vida. Ao final dos workshops de *Constelação* que facilito, costumo convidar todos os participantes a fazer uma mentalização. Meu intuito é que cada pessoa saia dali com a força de seus ancestrais presente em seu corpo. E que aprenda a nutrir-se de suas raízes, sempre que estiver insegura para enfrentar situações difíceis.

A seguir, vou explicar como funciona a mentalização, que aprendi com o constelador alemão Jacob Schneider. Dura dez minutos, aproximadamente. Leia até o final para depois colocar em prática.

Primeiro, sente-se em um lugar confortável. Então, feche os olhos, inspire pelo nariz e expire pela boca algumas vezes, até sentir seu corpo mais presente.

Imagine, agora, que seu pai e sua mãe estão entrando por uma porta e ficando à sua frente.

Nesse momento, olhe para seu pai e diga, mentalmente: "Você me deu tudo, a vida e muito mais. Obrigado!". Ainda mentalmente, faça uma leve reverência ao seu pai.

Depois de alguns segundos, olhe para sua mãe e diga a ela: "Você me deu tudo, a vida e muito mais. Obrigado!". Então, faça uma reverência à sua mãe.

Em seguida, imagine que seus pais se colocam atrás de você. Sinta a força deles e observe o que muda em seu corpo.

Visualize agora, atrás de seu pai, os pais dele; e, atrás da sua mãe, os pais dela. Sinta em seu corpo a força de seus avós.

Atrás de seus avós, visualize seus bisavós. E, depois de alguns segundos, os seus tataravós atrás de seus bisavós. Como você sente a força deles chegando até você? Apenas sinta.

Se um dos dois lados – do pai ou da mãe – estiver mais escuro ou pesado, imagine uma pessoa que possa representar um familiar que tenha sido rejeitado, desprezado ou excluído e, mentalmente, diga a ele: "Você também pertence. Obrigado".

Sinta a força de todos os seus ancestrais – os responsáveis pela sua vida – chegando até você.

Mentalmente, vire-se para olhá-los de frente e diga a todos eles: "Obrigado. Todo o sacrifício que vocês fizeram valeu a pena. A vida chegou até mim! Vou viver com alegria, plenamente. Obrigado!".

Faça, então, uma profunda reverência em agradecimento a todos eles. Calmamente, você os olha. Aqueles que já morreram também olham você do céu, abençoando-o.

Por fim, você se vira. Seus pais voltam para a sua frente e lhe dão um sorriso, abençoando-o, e saem pela porta.

Então, bem lentamente, você abre os olhos e observa ao seu redor, calmamente, preenchido com toda essa força da vida.

Observação para as pessoas que foram adotadas: primeiro, mentalize seus pais adotivos e agradeça por terem mantido a sua vida. Peça a eles que o abençoem para que você possa agradecer a seus pais biológicos, aqueles que lhe deram a vida. Em seguida, faça toda a meditação, conforme instruído anteriormente.

*As raízes de uma árvore a sustentam e garantem seu crescimento. Para que sobreviva e floresça com toda a sua força, ao ser transplantada, ela necessita que suas raízes sejam levadas consigo com todo o cuidado, protegidas por um grande torrão da terra onde se originou.
A origem – os ancestrais, a família – é o nosso solo fértil, que nos dá segurança e integridade para caminhar na vida com prosperidade.*

A BIBLIOGRAFIA DE BERT HELLINGER

Seguem abaixo os títulos de alguns livros publicados pelo alemão Bert Hellinger, que desenvolveu o método de *Constelação Familiar* descrito nestas páginas. Algum deles pode ser útil para você.

- A fonte não precisa perguntar pelo caminho. *Atman, 2005.*
- A simetria oculta do amor. *Cultrix, 2002.*
- Amor à segunda vista. *Atman, 2006.*
- As igrejas e o seu Deus. *Atman, 2012.*
- Conflito e paz - uma resposta. *Cultrix, 2011.*
- Constelações familiares - o reconhecimento das ordens do amor. *Cultrix, 2006.*
- Desatando os laços do destino - constelações familiares com doentes de câncer. *Cultrix, 2006.*
- Êxito na vida, êxito na profissão. *Atman, 2011.*
- Histórias de amor. *Atman, 2007.*
- Histórias de sucesso na empresa e no trabalho. *Atman, 2013.*
- Leis sistêmicas na assessoria empresarial. *Atman, 2014.*
- Liberados somos concluídos. *Atman, 2006.*
- No centro sentimos leveza. *Cultrix, 2004.*
- O amor do espírito na Hellinger Sciencia. *Atman, 2007.*
- O essencial é simples. *Atman, 2004.*
- O outro jeito de falar. *Atman, 2007.*

– Olhando para a alma das crianças. *Atman, 2013.*
– Ordens da ajuda. *Atman, 2003.*
– Ordens do amor. *Cultrix, 2004.*
– Para que o amor dê certo. *Cultrix, 2004.*
– Pensamentos sobre Deus. *Atman, 2010.*
– Religião, psicoterapia e aconselhamento espiritual. *Cultrix, 2005.*
– Um lugar para os excluídos. *Atman, 2006.*
– Viagens interiores. *Atman, 2008.*

Visite nosso site e conheça estes e outros lançamentos: www.matrixeditora.com.br

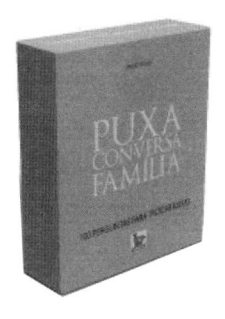

PUXA CONVERSA FAMÍLIA | Paulo Tadeu

Conversar é um jeito gostoso de unir ainda mais a família. Para ajudar, aqui está este livro em forma de caixinha. São 100 cartas. Em cada carta, uma pergunta. Basta puxar uma e começar a bater papo. Os temas são divertidos, reveladores e sentimentais. E a conversa vai longe.

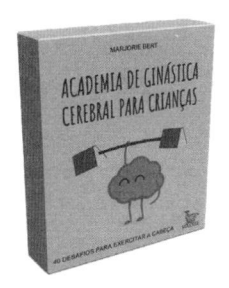

ACADEMIA DE GINÁSTICA CEREBRAL PARA CRIANÇAS | Marjorie Bert

Exercitar a mente brincando é uma forma de desenvolver as habilidades cognitivas, emocionais e comportamentais da criança. Neste livro em forma de caixinha ela vai desfrutar de atividades lúdicas, baseadas na Neurociência aplicada à Educação, enriquecendo o pensamento, a criatividade, o sentimento e a ação. Indicado para pais e profissionais envolvidos no processo educacional e a todos aqueles que querem ver as crianças com o cérebro em forma.

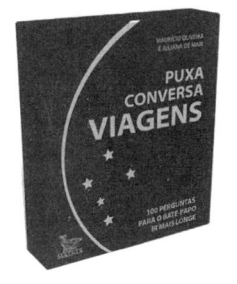

PUXA CONVERSA VIAGENS | Maurício Oliveira e Juliana de Mari

Aqui estão 100 perguntas para você juntar os amigos ou a família e viajar em altos papos. Assunto é que não vai faltar. Uma atividade excelente para lembrar o que já foi visto e fazer sonhar com o que se tem vontade de ainda conhecer.

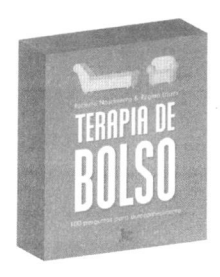

TERAPIA DE BOLSO | Roberta Nascimento e Regina Lopes

Você pode começar por si mesmo a busca para se conhecer melhor e usar este livro em forma de caixinha como seu ponto de apoio. Uma obra que também vai auxiliar os terapeutas nos processos de tratamento. São 100 perguntas para você pensar sobre as angústias, os medos, os sentimentos de culpa e outros problemas emocionais que afligem a todos, sem distinção. Atenção! Esta obra não é um tratamento psicológico, mas sim uma ferramenta de psicoeducação para você se conhecer melhor. Você pode usá-la sozinho ou com um profissional terapeuta habilitado.

MATRIX